我要活下去

康復五部曲

THE FIVE STAGES
OF
D~~EATH AND DYI~~NG
Getting well

朱蒂・艾倫博士（Judy Edwards Allen, Ph.D.）◎著

蔣雅竹　若水◎合譯

目次

序言：自從我騎上了「旋轉木馬」

一九七九年秋天，即將過四十歲生日，我在右側乳房發現了一個腫塊，大小有如核桃，我直覺就認為，這肯定是惡性腫瘤，是癌症！

過去的一年簡直糟透了，我的事業一落千丈，已經夠令我沮喪，還碰上丈夫外遇，對象竟然是我上司的妻子，我意志消沉到根本不願面對也完全不想承認這件事。就在這一年，所有孩子都已離家外宿，卸下這份重擔分明是我盼了好幾年的事，然而，此刻，我反而感覺是雪上加霜——我的人生跌到了谷底。

唉！怎麼可能不是癌症？憑什麼我能逃過這一劫？

僅僅才一年多以前，我還站在人生的顛峰，事業有成，婚姻美滿，身體健康，孩子們各個成材，不料轉眼之間，一切都成了夢幻泡影，癌症不過是往傷痕累累的心再捅上一刀，抬眼望去，我已經走投無路，眞是淒涼無望。

我只草草做了個外科手術，將腫瘤切除就出院了，並沒有接受任何後續治療。比起我慘敗的婚姻，這腫瘤實在不算什麼。離了婚也逐日習慣單身生活之後，我覺得自己彷彿甩掉了癌症的陰影，內在開始隱現一股新生的力量，足以克服這一年多來的不幸和消沉，就連事業也有了起死回生的跡象。而且因爲乳房只切除四分之一，無需配戴義乳，再加上未曾刻意減肥就意外瘦了好幾公斤，爲此，我還買了最時尚的服飾來慶祝這個額外收穫。我感覺，我的人生正在「觸底反彈」，喜悅和活力重新泉湧而出。已經有好一陣子，我沒有這種感覺了。

這樣心滿意足地過了一年之後，我意外地墜入愛河，對象是我的老朋友兼老同事，他的妻子已經過世。我們在一九八一年的一個美麗春日舉行了婚禮，這不僅是件值得慶祝的喜事，也意味著我的人生重新步入正軌；我開始試著以家庭生活爲重，不再把心思全部放到工作上。

多年來，我一直很享受定期出差的生活，工作再繁忙緊張，我也一逕樂在其中。然而，隨著日子一天天過，這種生活步調所帶來的壓力和煩惱，在不知不覺中，竟已大大超過我的成就感。典型的職業倦怠症狀已經出現，而且越來越嚴重了，我卻苦無改善之道。由衷而言，我不想再像過去那麼看重聲望、金錢以及成功等等的外在肯定，這些成就並不如想像中那麼甜美。因此，我開始動念了，即使沒法子立即掛冠求去，也要設法另找一份壓力較小、悠閒一點的工作。

世事難料，就在第一個腫塊切除的三年後，第二個已等不及要現身。雖然醫生一再保證我的乳房沒事，但我依然整整焦慮了六個月，最後才由手術確定癌症非但已經復發，而且還大幅度地轉移，蔓延到胸腔，存活的希望微乎其微。我的主治醫生預言三個月之內癌細胞會再次轉移，拖到那時就回天乏術了，因此建議我立刻做放射線治療，因爲化學療法對我已經毫無意義。

在近乎絕望之中我仍不肯死心，連續請教了好幾個癌症專科醫師，但又一次次失望了。他們都建議先進行爲期六週的放射線治療，每天一次；做完放療之後再接著做化療。

對了，竟然有那麼一位腫瘤醫師建議我至少做三年的化療，顯然他打算讓我進行化療直到我嚥下最後一口氣爲止。

就這樣，我騎上了「癌症的旋轉木馬」（the cancer carousel）。一旦騎上了這木馬，除了不停地繞圈子之外，似乎別無選擇；而我也心知肚明音樂很快就會停下來，到那個時刻，遊戲就要結束了。醫生和護士們都勸我：「親愛的，別再逃避，面對現實吧！」看來，只要跨上了旋轉木馬，就不得不跟著羅斯（編註）所勾勒的「臨終五階段」一路轉圈圈下去，而我正處在所謂的第一階段——「逃避和否認」，我似乎也只能接受現實，「按部就班」地度過這五個階段。

我開始遵照醫生的指示進行治療，也確實經歷了羅斯提到的其他階段，從「憤怒」到「討價還價」再到「沮喪」，但老天爺哪，再怎麼努力，我始終無法接受「即將死亡」這個現實！

這一挑戰十分艱險，迥異於我過往的所有經驗，面對這種生死關頭，我怎麼可能再度掉以輕心？我既已對醫學不抱任何希望，不能不另覓他途。面對這次駭人的復發，受夠了療程的失望和苦頭，我開始認眞往心靈層面尋求指引。這本書就是我那段時間所寫日記的部分摘錄，它忠實地描述了我最終戰勝病魔的整個生命關鍵。

一九八五年初，我已經接受了將近兩年的化療，由於血球越來越承受不住化療的毒性，醫生慢慢減少了劑量，到最後，化療完全停止，因爲再做下去只是有害而無利。聽說，幾個月內病情復發的可能性極高，依照以往的統計資料，有極大的可能，我三個月內就會復發。

七個月後，一九八五年秋天，我的放療醫生和外科醫生分頭通知我，他們在第一次癌變的相同部位，發現了另一個很小的腫瘤，而這正是他們之前所預測的復發。他們感到很遺憾，但一點都不意外。

醫學顯然幫不了我，所以，我決定暫時不接受藥物治療，至少停一陣子，試試自我療癒。這一次，我覺得自己非但已經連結了心靈的力量，還找到這力量無窮無盡的源頭，我相信它能幫助所有向它求援的人。儘管醫生們因爲擔心而強烈反對，我仍然轉向內心，向「大我」尋求療癒。

屈指算來，那已是七年前的事了，那年的九月，腫瘤消失了。就在那一個月，我以不可思議的速度，體驗到療癒的眞相。接下來，我將爲你講述我所經歷的療癒過程和迄今爲止的

〔編註〕伊麗莎白・庫伯勒・羅斯（Elisabeth Kubler-Ross, 1926~2004）　瑞士裔美籍精神科醫師，也是國際知名的生死學大師，她改變了數百萬人處理死亡、面對臨終病患的方式，同時也是安寧照護運動的先鋒。羅斯在《論死亡與臨終》（*On Death and Dying*）一書指出臨終前的五階段：否認（denial）、憤怒（anger）、討價還價（bargaining）、沮喪（depression）、接受（acceptance），這一理論後來被發揚光大，認爲不只適用於面對死亡，也同樣適用於面對生命歷程中的各種災難。

重大發現。

現在，我並不認爲每個人都必須走過羅斯的「臨終五階段」，也許你需要十三個階段，也許只需要兩個。實際上，眞正重要的很可能只有一步，也就是五階段的最後一步——跨越重重執著的障礙，徹底的接受和臣服。

對我們大多數人來說，在達到最後的療癒之前，似乎避免不了一段極盡折磨的掙扎過程。可是，達到「最後」的階段時，我竟然發現，原來這才是「新生」的開始。在心靈獲得療癒之後，所能活出的人生境界，遠遠超乎我的言語所能表達，這是我過去連做夢都沒想過的。

每一個人都必須爲自己找到一條療癒之路，我就是這麼做的。即使我的經驗未必能直接套用在你身上，但願我的故事仍能提供一些線索和方向；儘管我們的生命故事不盡相同，但我相信，心靈深處強大的療癒力量是人人都一樣的。

已有數以百計的研究，見證了心靈自身的治癒力量，哈佛大學的洛克和羅恩總結了一千三百個研究計畫的結果，證實心理狀態的確會影響免疫系統能否發揮自我療癒的能力。在近代最新的心理神經免疫醫學研究領域中，科學家更是精心設計了一些方法，以人體內抗病細胞的多寡，測量出心理與情緒因素的具體影響。

人類心靈的力量，也許是醫學永遠無法觸及的神秘領域。不少醫師質疑與我有類似療癒經歷之人的佐證——病徵自動消失，始終是他們百思不得其解的謎。這些接獲死亡宣判的人，怎麼可能康復了！遇到這樣的實際案例，醫師只願意相信那是藥物和治療的功勞，我的腫瘤醫生在一九八三年明明跟我說過：「化療沒用。」等到一九八五年，他看到我還活得好好的，於是改口：「肯定還是化療起了作用。」

面對生死，幾個階段

第一次罹癌時，我並沒有仔細思考過死亡的問題。我當時認爲只要一個簡單的外科手術就可以幫我擺脫癌症的糾纏。直到第二次腫瘤復發，我才突然意識到，原來死神的陰影早已降臨，而且離我愈來愈近。幾位熱心的醫護人員曾跟我提過「臨終五階段」，我卻從沒認眞想過，直到那一刻，我才靜下心來仔細思考。依照這個理論，那時的我正處於「否認」和「逃避」，而且理當朝向第二階段前進，接著一步一步地邁向最後一個階段：「接受」我即將死亡的現實。

然而，不論我怎麼努力，始終無法走出逃避和否認的心境。對我來說，不接受現實，好像才是面對死亡宣判的唯一明智之舉。難道除了這五個階段，我已別無選擇？難道我真的只有死路一條？我不信，打死我也不信。但是，讀了羅斯的《論死亡與臨終》之後，我開始意識到，自己確實「卡」在她說的第一階段。

雖然心境停滯不前，我從沒放棄過痊癒的渴望，並開始整理自己這一套「階段」理論。到頭來，儘管醫生們從沒送上半點兒樂觀的預測，我還是康復了！由於愈來愈多癌症患者聞風前來，我開始在腦子裡梳理「康復五部曲」的想法，準備寫書。然而，我的書還沒多大進展，醫生竟然搶在前頭發現了第三個腫瘤。

隨後幾週，我卯盡全力在自己的心裡下功夫，沒想到，康復五部曲的最後一章第一次在我內心浮現了。與羅斯的最後一個階段一樣，這一步也是「接受」，但意義卻截然不同，用「臣服」來表達會更爲貼切。首先要明白的是，只有心靈的療癒才算是徹底的治癒，心靈療癒了，身體的痊癒多半會隨之而來；即使身體沒有痊癒，但能夠在心靈獲得療癒之後才辭世，怎麼說，也算是善終了。

臨終五階段

羅斯是一位不同凡響的醫生，她看出死亡和出生一樣，是人生的必經過程，死亡這個人們避諱不談的話題，從此躍上了檯面。她開創了臨終與死亡的研究領域，讓我們對死亡有所認知，並且做好充分的心理準備。她觀察到，臨終的人大多經歷相似的階段，除了肉體的苦之外，還要受盡心理和情緒層面的諸多折磨，而周圍的人，即使醫生和護士，對此也愛莫能助。面對死亡，家人和醫療人員除了用藥與醫療之外，可說是束手無策。

羅斯到處奔波，主持研習會、演講、寫書，終於讓那些不願面對這一問題的醫生也不得不洗耳恭聽了。她要求醫生：「別再隱瞞病人，告訴他們死亡即將來臨的事實吧！請協助病人面對現實，並幫助他們處理所衍生的情緒問題。」

羅斯從她和臨終病人的相處經驗發現，從確診到死亡，病人會經歷五個階段，但這五個階段未必會按照一定的次序發生，病人可能會反覆面臨某個階段的挑戰，或者始終卡在某一階段上，我自己也親身經驗了當中的那些階段。

「否認」是第一個階段。病人面對癌症末期的診斷結果會說：「這不是眞的，我一定會康復的。」

羅斯認爲，當病人不再逃避之後，會極度「憤怒」。憤怒的對象通常是那位負責告知病人壞消息的醫生，或是家人，要不就是老天、命運，或周遭的任何一人。

發怒之後，病人會開始「討價還價」。比如：「神啊，如果您讓我痊癒，我會到癌症兒童之家做顧問義工，我會每天堅持慢跑運動、開始吃素，我甚至願意去教堂做禮拜。」

討價還價無效，失望之餘，病人的心境逐漸轉爲「沮喪」而心情低落。據羅斯的觀察，每個階段可能只持續幾天，但也可能長達幾個月，而「沮喪」的心境往往是最後一個階段的前奏曲。由於病人的所有努力均告失敗，就連老天都看似要遺棄這個垂死之人，病人開始沉默不語，在淚水中回憶往日時光，避不見人，暗自神傷。

第五個也是最後一個階段：「接受」。家屬會發現病人逐漸看開了一些，心情比較平穩了。不久，死神就會踏著輕柔的腳步悄悄來臨，留給生者由衷的敬畏，而非對死亡的恐懼。

瞭解這些階段，有助於緩解臨終病人和深愛他們的家人所承受的痛苦。不過，我們還有另外一種選擇。

康復五部曲

「康復五部曲」的靈感確實來自「臨終五階段」，當我走完整個過程後，這個全新的觀念逐漸在我的腦海裡成形。在與其他痊癒的病人深入交談後，我發現其實我們都有類似的經歷；我也從許多癌症患者的康復故事裡，讀到了與我相近的模式。於是，我爲這些階段一一命名，具體描述每個階段的特徵，以便向他人解說。本書會逐一介紹這些階段，並提供積極而務實的方法，幫助病人走過這些過程。也許在你的經歷中，整個過程不只五個階段，或不到五個階段，但無論如何，我希望這些方法能成爲你「突破重圍」的求生工具。

首部曲：否定負面的預測

療癒的第一階段，我們需要刻意地作一選擇——「我要活下去」。乍聽之下，這和羅斯的「否認」十分相似，但這裡的「否認」並非否認癌症的診斷結果，而是「拒絕對死亡的預期心理」。說得更明白一點，就是在內心要有清楚而堅決的意識「我要活下去，我要康復，不要死亡」。一開始，你也許會覺得生死有命，凡夫俗子怎麼能違背天意。其實不然，你仍然大有可爲。

二部曲：為你的治療負責

癌症最可怕的就是身體不聽使喚、完全失控，覺得自己從此只能任由周而復始的化驗及治療擺布。說眞的，有些治療過程，比疾病本身更令人難以忍受。但是，要知道，你絕對有權決定自己的醫療方式。而且別忘了，只有「你」才能決定自己所有的治療過程。

三部曲：改變生活方式

一旦決定了你的醫療方式並進入療程之後，第三階段的挑戰就來了，讓你不得不改變自己的生活方式。癌症發病初期，各種壓力和衝突會接二連三地浮現，儘管有些衝突實在難以迴避，但請記得，你仍有選擇的餘地，至少可以減少生活中的壓力來源，甚或像我一樣，大幅調整自己的生活型態。

四部曲：為你的心態負責

改變你的「心態」比改變「生活型態」更重要，這正是第四階段的主要功課。目前還沒有人能證實確有「癌症性格」這一回事，專業人士對此眾說紛紜，但近年的研究確實發現，癌症和患者的心理狀態有密切的關聯。也就是說，或許你不能改變生活方式，也無法減輕你所面臨的壓力，但「如何回應」罹癌的事實卻是你「可以」控制的。由於我們對於心靈力量的體認仍在幼兒學步的階段，大多數人只運用了心靈微不足道的一小部分，而且多半還用來跟自己作對，傷害自身的健康和幸福；然而，這力量若運用得當，大可以用來創造健康和圓滿的人生。

五部曲：臣服、接受療癒

對我而言，康復的第五部曲是最難理解，也是最難實踐的。雖然與羅斯理論的最後一個階段相似，我們要做的也是「接受」，但要接受的並非即將死亡的事實，而是鬆開那雙一直緊抓不放的手，然後好好接受我們的療癒。

一路走來，我們決定了自己的治療方法、改變生活方式、調整自己的心態，逐漸找回了自己的生命力與創造力，但是到了這最後一步，我們要學習的竟然是放棄所有掌控，讓自己對造化的恩典與力量全然臣服，信任自己的所有努力自然會導向那個早已註定的結局：身心靈的整合與幸福康泰。是眞的，要做到這點，確實萬般不易。

你有選擇的自由。你當然可以選擇經歷「臨終五階段」，畢竟只要有正確的理解，也多少能減輕一些痛苦。面對生死，這會是你這輩子最私密的選擇，再怎麼貼心體己的親人也無從置喙，更別說代勞了。無論你選擇哪一條路，都請不要自責或內疚。如果你願意的話，隨時可以再給自己一次機會，重新譜出「康復五部曲」；選擇的權利，操之在你。

1 首部曲：否定負面的預測

爬上「癌症的旋轉木馬」

我的一位好友看到乳房X光片上出現可疑的陰影時，腦海中隨即閃過永無止境的檢驗和治療畫面，這樣的未來眞是令人難受，她是這麼形容的：「爬上癌症的旋轉木馬。」一連串的化驗、X光檢驗、骨骼掃描、血液檢測、切片檢查、手術、放射線治療、化學藥物治療、定期複檢，然後，再次回到X光檢驗；如此周而復始，永無止期。我們似乎都這麼覺得，一旦落入癌症的魔掌，即使有幸康復，她這一生再也不可能擺脫這些例行檢查的糾纏了。

一九七九年八月中旬，癌症找上我了，那天眞是個倒楣的日子，事實上，不只那一天，那一整年全都糟糕透頂。打從我在阿拉斯加那份人人稱羨的工作走了下坡，收拾行李搬回俄勒岡州後，我要不是成天想著「到底我哪裡出了問題？」不然就是任自己浸泡在報復阿拉斯加那個該死傢伙的黑色幻想裡，這樣至少比拼命自責好過一些，我寧願他才是搞砸這一切的罪魁禍首。不過這還不夠淒慘，我的丈夫布魯斯在外面有了情婦，那女人既是他新的事業夥伴，又是我老闆的妻子，而他們夫妻就住在我家隔壁。這下子，連續劇裡所有的悲慘情節全到齊了。

八月十八日星期六，這天是我們的朋友卡琳結婚的日子。布魯斯在最後一分鐘才決定不去參加婚禮，又一次選擇在樓上的臥室與他的生意夥伴瑪麗一起「工作」。

我衝出家門，一頭鑽進布魯斯新買的紅色Volvo（這顏色還是瑪麗選的！）猛踩油門，把一肚子的氣，和排氣管吹起的砂礫一併留在她家草坪上，揚長而去。

溫馨甜蜜，洋溢著愛、歡笑與喜悅的婚禮，竟像一把尖刀在我心上割啊劃的。我絲毫感受不到愛、歡笑與喜悅的甜蜜滋味，眞沒想到，這些感覺對我已經如此陌生。布魯斯不就是這麼說的嗎？這幾個月以來，跟我一起生活眞是無趣。我在婚禮上盡量磨蹭，拖到晚飯時分才離開。我原本該回家做晚飯的，這時，瑪麗也該回到自己家裡吃晚飯了。

一股不甘霎時湧上心頭，我不打算回家了，讓他自己弄晚餐去，好嘗嘗獨自吃飯的滋味，我不也是經常落單嗎？我一反常態，沒有打電話通知他我會晚點回家，就這麼一個人開著車在城裡閒逛，可是，沒想到週末晚上的街道原來這麼冷清，除了停下來喝杯咖啡打發時間，我竟然無處可去也無事可做。我本想去公共圖書館，不過，那也顯得太走投無路了。好不容易挨到了十點，我若無其事地進門，無視布魯斯探詢的目光。他說他一直在擔心我，我聽了只是聳聳肩，看他那副內疚和抱歉的樣子，天曉得他是為了哪樁事而心虛！

我們一上床沒幾分鐘，布魯斯就睡著了，我坐著翻閱雜誌。剛好翻到一頁，標題引起了我的注意：

「孕期服用乙烯雌酚（編註一），罹患乳癌機率偏高」

我一直都很關注乙烯雌酚的新聞，十九年前我懷女兒時，醫生曾讓我服用過乙烯雌酚，這在當時是一種用來預防流產的人工荷爾蒙，幾年後才發現非但沒有預防流產的效果，而且服用過這種藥物的母親，所生的女兒容易罹患陰道癌。我女兒的確患有陰道腺病（編註二），這是子宮頸癌的前兆。所以，我從不錯過有關乙烯雌酚的報導。

那時，我已經好幾個月沒做乳房檢測了。讀了這篇報導，我下意識地伸手摸摸自己的右側乳房，竟然摸到一個很明顯的硬塊，約有核桃般大小。我不由自主屏住了呼吸，天啊，這個硬塊在那兒多久了？我怎麼一點也沒注意到？

隔天星期日一大早，布魯斯和我要到夏威夷出差，往機場的路上，我們抽空到醫院掛了急診。值班醫生並不怎麼把我的恐懼當眞，只是例行公事地安撫我：「這類腫塊十有八九只是囊腫，很可能沒事的，先照個X光片再說。」

三天後，我們從夏威夷回來，我打電話預約乳房X光攝影，工作人員回覆大概要四天後才能排到我。我沒有多作爭取，心想這種消息晚一點知道也罷。

直到做了檢驗之後，我才開始擔心，我要怎麼知道結果？會有人打電話來告訴我嗎？我該去看外科醫生嗎？我眞的需要嗎？

〔編註一〕乙烯雌酚（DES, Diethylstilbestrol）　一種合成雌激素，用於輔助女性雌激素分泌。

〔編註二〕陰道腺病（adenosis vaginae or vaginal adenosis）　陰道壁或子宮頸陰道部表面或表皮黏膜下結締組織出現腺體結構，可能轉化爲正常鱗狀上皮，也可能發生病變。

再過兩天就是我早已預約的年度血壓健檢日，我提早打電話給護士，請她幫我安排內科醫生看X光片並解說。醫生答應了。

我穿著薄薄的健檢服坐在桌旁，因爲空調太冷和焦慮不安而瑟瑟發抖。內科醫生出現在門口，這幾年來，每年我至少要見上他一次。他手裡拿著我的病歷和X光片，就站在門邊，沒進診間。

他問我：「你想知道乳房X光攝影的結果嗎？」

我回答：「當然，請說。」

「單就這張片子看不出來，片子上有太多增生組織〔編註〕，我無法判斷。你必須去找外科醫生。」

我心想跟這家醫院掛號總要等上六個星期，哪來得及？我懇求眼前這位醫生：「您能幫我預約嗎？」

他答覆：「你可以自己預約，只要打個電話，他們會盡快爲你安排的。」

「我可從沒有那種好運氣。不然請您推薦一位醫生吧，至少您認識那些醫生，只要替我打個電話就好，我連該掛誰的號都不知道。」我哀求著他。

「你先自己打電話預約，如果他們不能盡快安排，告訴我，我再想辦法。這不難。」說完，他轉身就走了。

我們的門診就這樣結束。他既沒爲我量血壓，甚至連門都沒踏進來，他應該不至於忙到連我們原來約診的目的都忘了吧！難不成他也害怕癌症？

我到大廳用公共電話打到預約中心，請求他們盡快爲我安排時間，隨便哪一位外科醫生都行。一個清脆的聲音答覆我：「我們可以幫你排在十月初。」

「情況很緊急，我的乳房有個腫塊，從X光片又無法確定，我必須馬上看外科醫生。」我堅持道。

她放下電話，幾分鐘後回覆：「九月十九日還掛得到，要更早是不可能了。」她顯然盡力了。

對我的抗議，她愛莫能助。可是，今天才八月二十七日呀！

〔編註〕發育過程中形成的纖維組織，不見得與癌症有關。

我快步走回剛剛那位內科醫生的診間，跟護士說我必須再和醫生談談。畢竟他答應過我，如果我預約不到外科醫生，他會幫我，而我也確實約不到呀。但這回連護士也幫不上忙，因爲醫生已經走了，接下來他休假兩週。

我只好折回公共電話，接受了九月十九日的預約。

上班時，我找到了剛度完蜜月回來的卡琳。她一年多前也得過乳癌，同樣是在這家醫院治療的。她非常喜歡她的醫生，對治療也很滿意。我請她幫忙，她很快就辦妥了。她已經和那位醫生的護士成了好朋友，隨時可以打電話給她。她解釋了我的情況，護士小姐非常體貼且富同情心，爲我安排了八月三十日與卡琳的醫生見面。

一見面，我就喜歡上了約克醫生。他人很好，溫和又慈祥。他說必須做切片，才能確定腫塊是否是囊腫。所謂「切片」就是將針打入腫塊，抽出一些液體去化驗，檢查是否有癌細胞，如果沒有，就能確定只是囊腫而已。他的技術熟練，動作迅速，很快就抽出液體。取樣完畢之後，他拍了拍我的肩安慰道：「十有八九是囊腫，別太擔心。」

布魯斯和瑪麗到外地出差了，我到隔壁找瑪麗的丈夫戴夫和他兒子馬克，馬克當時還是住院醫生。他們正在廚房做晚飯，看樣子已經聽說了我的腫塊，我問馬克這會是什麼。

「腫塊硬嗎？」他問。

「硬。」我答道。

「它的位置固定嗎，還是會移動？」

「固定的。」

「噢。」

「那，這意味著什麼呢？」

「很難說，什麼都有可能，也很可能沒事。」

他看起來沒什麼想法，也似乎無意多說什麼。我剛要轉身，卻瞥見他向戴夫使了一個眼色。馬克的母親是戴夫的第一任妻子，八年前因乳癌做了一系列手術後宣告不治。她生前最後一年，我曾在公司聚會上見過她。當時她坐在搖椅上，一句話都沒說，也一直沒起來活動，只是手裡飛快地織著毛衣，看起來相當瘦小，一副隨時就會消失的樣子。

萬一腫塊眞的是癌症，我該怎麼辦？我去書店買了一本母親幾個月前聊過的書，這本書叫《再次康復》，談的是一種全新的癌症治療觀念，教導人運用心理療法及正向觀想自行治療癌症，作者是德州休士頓的西蒙頓醫師〔編註〕。書中提供非常可信的資料，證明了「正向觀想加上對結果的正面期待」有助於提高存活率。我一口氣讀完整本書，當下決定要對切片結果抱以樂觀期待。事實上，我樂觀過了頭，一心認定檢查結果只是囊腫，絕對不會是癌症。這種正面期待挺不錯的，我想我非但不用擔心，也犯不著練習什麼正向觀想，只需等待健康的檢測報告就行了。

拜正面期待之賜，至少接下來的一週我過得自在多了，我還安排了一趟旅行，打算與三個正當青春的兒女到加州度假，就我們四個人。這個年齡層的孩子已開始有自己的朋友圈子，這回很可能是我們四個最後一次親密相處的機會了。他們的繼父布魯斯已經有一兩年沒和我們一起度假，這次他也不想同行。

我租了一輛很大的休旅車，想試試新的旅行方式。九月六日出發前一天，女兒凱麗和羅蕊從學校回來，我們一起把食物、遊戲、拼圖、書和錄音帶都搬上車，塞得滿滿的，打算隔天再去接我的大兒子邁克，他就讀的大學正好在我們南下的路上。

九月六日星期四，我們三個人都坐上了休旅車，我突然想起什麼東西沒拿，跑回屋裡。電話響了，想想，我本不該去接那通電話的，車子的引擎還沒熄火呢。原來約克醫生還在休假，這通電話是外科室主任打來的，告訴我那個「別太擔心的腫塊」切片檢查結果是惡性的，要我立刻到醫院去一趟，好安排下週的手術。

剛聽到消息最難熬的那幾個鐘頭，凱麗和羅蕊一直靠在我身邊，陪我到醫院安排手術時間，做進一步的胸部X光片和骨骼掃描檢查——難道癌細胞已經擴散到骨骼了？我的主刀醫生是費舍爾醫生，他向我說明，接下來的局部切除手術會保留大部分的乳房，而且效果和全部切除一樣安全。他一邊說明，一邊在辦公室裡來回踱步：「如果你堅持完全切除，我會建議你到別家醫院。像妳這樣的病例，我覺得沒必要這樣做。」

我喜歡他堅定的口氣，決定聽取他的建議，也信任他的判斷。他打電話給腫瘤專科醫生戴維森，替我約好了隔天的門診。這麼快！不過幾小時的光景，「旋轉木馬」開始轉動，我完全身不由己地騎上去了。

我迫切需要喘一口氣，到了晚上，我焦躁不安地在家門前徘徊。戴夫下班回來，開車經

〔編註〕西蒙頓醫師（Dr. O. Carl Simonton, 1942~2009）著有《再次康復》（*Getting Well Again*），爲癌症患者創辦非營利組織「西蒙頓癌症中心」，特色之一在於最先鼓吹親友支持對患者諮商和治療過程的重要性。

過看到我，把車停在街道中間，讓我走到他車旁。他一句話也沒說，只是伸出手來，靠在車窗上溫暖我冰冷的手，我知道他能感同身受，他早就料到這個結果，而且瞭解我的心情。光是這樣，我就很感激了。

週五我見了戴維森醫生，他爲我做了檢查之後，也贊成費醫生的局部切除建議，還告訴我他正在進行一項全國性的長期臨床研究，目的是爲了比較「乳房局部切除手術並做（或不做）後續治療」，與「完全切除並做（或不做）後續治療」的療效。

戴醫生向我保證，目前沒有跡象顯示我在手術之後必須再接著做放射線治療或化學治療。他還說，從既有的資料來看，「沒有後續治療的局部切除手術」和「接受後續放化療的完全切除」兩者的效果是相同的。由於他們的研究需要個案，他問我是否願意加入這項實驗計畫。

我同意了，最主要是因爲他會把我列入「不做後續治療」的研究組別，他也向我保證，對所有患者他都會推薦相同的作法。知道沒有額外風險，我就安心了。我害怕放射線治療，就連牙科X光攝影，我也已經好幾年敬謝不敏了。放射線本身就會致癌，這是常識。

我問戴醫生有沒有聽過西蒙頓的理論，他咯咯笑了：「如果你喜歡心理學那種玩意兒，可以和後面的女士談談。」他用拇指朝身後比了一下。後方有一間由住家改裝的辦公室，裡面有兩位諮商師駐診，協助癌症病人面對癌症診斷、病情預測和治療所帶來的心理衝擊。

我沒去找後面那些女士，而是到大廳打電話，跟卡琳推薦的一位精神科醫師預約了下週一的時間，那就是手術的前一天。我是這麼想的，如果性格或生活方式眞的是癌症的起因，不如趁早開始改變。在這段等待的時間裡，我努力練習正向觀想，每天兩次，每次一小時。按照西蒙頓書中的建議，我觀想癌細胞日漸無力萎縮，然後被強而有力的白血球所吞噬。我在心裡看見自己健康強壯，完全戰勝了癌症。

費醫生和戴醫生都在我的手臂內側摸到了一個硬塊，他們預測淋巴系統也出問題了。我也讀了不少相關資料，知道這意味著什麼，這表示癌細胞很可能已經擴散到了淋巴系統，沒多久就要擴散到全身各處。如果淋巴系統確實癌化，我就必須退出這個臨床研究，準備接受後續的化療。

我決定不接受這個可能性，並把觀想的心力完全集中到一個局部的小腫瘤。我告訴兩位醫生，我認爲他們猜錯了，淋巴系統一定沒事。他們只是笑笑，順著我的話閒聊，反正時間一到答案自然揭曉。

週五晚上，布魯斯出差回來時天色已晚，看到我在家，他吃了一驚。但休旅車明明就停在門前，一看就知道我們根本沒去加州，不是嗎？他打開門停下腳步，放下公事包，問我爲什麼還沒動身。我告訴他檢查結果，也告訴他我已安排了手術，勝利的號角在心裡某個角落響起，這回我倒要看看瑪麗還有什麼花招，能讓布魯斯繼續袖手旁觀？

當一個人生病時，他應該問自己三個問題：

1. 在疾病開始時，我的生活中發生了什麼事？
2. 我需要寬恕誰？
3. 我想利用疾病來達到什麼目的？

當時我並沒有問自己這些問題，不只是因爲我才剛開始意識到心靈和情緒對身體可能造成的巨大影響，我更希望這個活生生的嚴重病症能把布魯斯拉回來我身邊，給我安慰、支持和關愛，讓他和瑪麗從此一刀兩斷。

那個晚上，布魯斯一語不發，坐著聽我說，默默消化最新的壞消息。我提議，與其全家人愁眉苦臉坐困屋裡，不如開著難得租來的休旅車，一塊兒到海邊過個愉快的週末，反正租金都付了，但布魯斯還是不打算和我們同行。看來，這個病不會給我帶來任何好處。

邁克搭公車來跟我們會合，一起度過美好的週末，我們盡情地在海灘放風箏，玩遊戲，在休旅車裡扮家家酒，我重新打起精神迎接下週的治療。

週一約診時，精神科醫生沒花多少時間討論癌症的診斷結果。他立即切入了問題的核心：我丈夫對婚姻的不忠。他怎麼會知道？直到他說出口前，我從未跟任何人承認過這點，包括我自己在內。

週二早上我動了手術。隨後幾天，我被如潮水般湧來的愛、玫瑰花、祝福卡、毛絨玩偶、探訪和問候電話包圍了，很多我想都沒想到的人送來那麼多的關懷，讓我感到欣慰，覺得自己快被捧上天了，整個人輕飄飄的。唯一沒這麼愛我的就是布魯斯，他偶爾才來探望一下，只要看到別人送來的大把鮮花，就說他不必再錦上添花了。邁克、凱麗和羅蕊陪著我，直到我能下床走動，才各自返回學校。

我出院的前一天是週六，布魯斯告訴我，他和瑪麗當天晚上又要出差。我連跟他吵的力氣都沒了，只是在心裡默默數算自己遭受的不公待遇，這種時候，我無法不覺得自己是個「受害者」。

週六晚上，我一個人躺在空蕩蕩的病房裡，感到無比的孤單。探視時間已過，我望著城市的燈光，逕自想像著：此刻除了我之外，每一個人都很幸福地有一個相愛的伴侶陪在身邊。就在我快要陷入絕望的天羅地網時，卡琳偷偷躲過值班的護士，帶來了一副她親手做的晶瑩耳環和一張溫馨的小卡片。她陪了我好一陣子，讓我感到無比的安慰。

週日我可以出院了，我穿戴得整整齊齊，呆坐在病床上，因沒事先安排，不知該怎麼回家。我實在不願打電話麻煩朋友，更不想解釋布魯斯怎麼會在這節骨眼出差。可是我身上沒有現金，就連計程車都搭不了。我坐在床邊，無聊地晃著腿，一邊盤算著該怎麼辦。

正當我不知何去何從的時候，我的妹妹和妹婿來了，他們到城裡來探望我，很高興能載我回家。當天晚上，卡琳來到家裡，帶著富有異國風味的熱帶果汁來爲我打氣，希望能助我早日康復。她們來，我感到自己並不孤單，但她們一走，空蕩蕩的屋裡寂靜無聲，孤寂感又一波波湧上來。

我需要先消除疑慮才能入睡，於是打電話給人在阿拉斯加的布魯斯。我還是渴望他能瞭解我的需求，給我一點心理上的支持。他卻因爲我此刻需要依賴而生我的氣——還是因爲內疚而生他自己的氣？從他講電話的口氣聽來，我敢打賭瑪麗一定在他房裡。

我是怎麼了？我還需要多少證據才願意相信我們的婚姻已經破碎了？疾病讓我身心俱疲，我既沒有能力修復我的婚姻，就連親手結束它的力氣都沒有。苟延殘喘的婚姻讓我益發沮喪，我的軟弱讓這段關係更是僵持不下。

等我開始在分類廣告上尋找公寓，具體規畫下一步，這才意識到自己現在連打包和搬家的體力都沒有。就算我請布魯斯搬出去，我每天還是要看著他來隔壁接瑪麗去上班。不然我搬走吧，可是我全身癱軟無力，又怎麼搬家？丈夫外遇，除了精神科醫生之外，我誰也沒說。布魯斯仍然堅稱這只是我多疑的想像，我也經常說服自己相信他，寧願一切只是他說的那樣。很清楚，我不再相信自己的直覺，即使鐵證如山我也不願承認。

我的求死慾望

手術過了五週之後，有一天我開車出門，在一個沒有交通號誌的路口被一輛卡車從側面撞上，我沒看到那輛車過來，但對方的確有權優先通行。我是在救護車上醒來的，眼睜睜看著自己又回到不久前才離開的同一家醫院。這下子，我的悲慘劇本裡又加上了腦震盪、幾顆撞斷的牙齒和一根斷裂的肋骨，而我卻一點也不驚訝；看來有一部分的我寧願死掉算了，我開始意識到自己的求死慾望。

第一次與潛意識裡的求死慾望正面交鋒，是車禍後一個星期的事。那天布魯斯和瑪麗又出城去了，我獨自一人開車去門診，任由醫生進行一系列痛苦又漫長的檢查。首先是內科，那根斷裂的肋骨位置就在癌症手術的切口下方，眞是巧上加巧，痛上加痛。接著去神經科檢查腦震盪的後遺症，已經一星期了，我還一直頭疼，眼睛難以聚焦，連路都走不穩，撞傷的黑眼圈配上佈滿血絲的眼珠子，讓我看起來更醜了。最糟糕的是，我這個靠腦力維生的人，腦袋卻似乎被撞得飛往九霄雲外了。

當天最後去看的是外科，癌症的手術傷口癒合並不理想，我的乳房依然充血，而且又腫又痛。每週費醫生都要用一隻大針筒從患處抽出血水，而我躺在冷冰冰的外科檢查檯上，滿心淒涼絕望。

費醫生憂心忡忡，檢查傷口的化膿：「嗯……這情況看來不太正常。我擔心癌症已經復發，你在這裡等著，千萬別走開，我去拿手術刀取樣做切片檢查。」我心想：「這種時候，你要我走到哪裡？」

他走出診療室，帶上了門。我躺在被單下，張開四肢，就像釘在架子上的昆蟲標本，直挺挺的。只要再等一下，醫生就回來了，可是孤單與無助淹沒了我。那一刻，我心裡很掙扎，好想趴在地板上死命踢打，大聲哭鬧，像個兩歲孩子一樣的大發脾氣，再也不要配合醫生的治療。我更想拖著被單，光著身子衝出候診室，衝出醫院大廳，我想要好好發作一場，我想離開這裡，這裡的情況壞到不能再壞了，無論哪裡，都比這裡好。

醫生去拿工具，花了好長時間還沒回來。結果，我並沒有趴到地板哭鬧，只是閉上眼睛，試著平復自己的情緒。沒錯，我是孤伶伶的一個人，得獨自一人開車來看醫生，獨自一人開車回家；我的丈夫從來沒有給我任何支持，將來也不會有。我的婚姻已經到了盡頭，早在我生病之前就已告終。如果我執意在這時結束生命，走向黃泉的路上一定很冷清。

反正每個人最終都得孤單地死去，就算心愛的家人圍繞在身旁也是一樣，死亡是我們一生最不可能與人分擔的事了。但是，難道我註定只能孤獨地死去，而且必然如此無奈無助？

不！

慢慢地，我在腦海裡看到了這樣的「我」：我的身體空掉了，從外頭可以看到猶如白瓷般平滑的內部結構，就像高科技的太空艙頭錐，無論遭受怎樣的高溫、摩擦或撞擊，它完美的質地始終毫髮無傷，晶瑩無瑕，而且堅不可摧。

這個畫面帶給我莫大的安慰和平靜，它似乎代表了真正的我。至於這個心靈影像是怎麼冒出來的，那一刻我並不知道，也不在乎。我只知道，我還活著，而且此刻真正的我依舊完好無損，我將會繼續活下去。我內在想要毀滅自己的那一部分是贏不了這場生死之役的。我熬過了切片檢查，並在五天後得知化驗結果是陰性的，我終於踏上了療癒之路。

就在第一次罹患癌症徹底絕望的時刻，我已決心拒絕死亡，我要活下去。雖然我那時並未意識到自己這一決定有多麼的刻骨銘心，這決心卻是我人生重要的轉捩點。

拒絕死亡

放棄希望就等於決心去死。

——伯尼・西格爾〔編註〕

伯尼・西格爾醫生是耶魯醫學院醫學系的外科教授，他曾寫過一本很特別的書，無論是癌症患者還是專科醫師都應該一讀。在這本名爲《愛、醫藥與奇蹟》的書裡，西格爾以一個臨床外科醫生的身分，描述自己從「優質病患」身上所學到的自我療癒課程。據他觀察，他的病患中有百分之十五到二十的人早就有意無意地想死，所以，癌症對這類患者而言，不過是讓他們提前離開這個不堪忍受之人生的出口；而願意乖乖配合醫生的標準患者，則佔了百分之六七十，他們相信醫學一定能治好他們。

另外還有百分之十五到二十的患者，是他文中的「優質病患」，他們不僅拒絕當受害

〔編註〕伯尼・西格爾（Bernie Siegel）著有《愛、醫藥與奇蹟》（*Love, Medicine, and Miracles*），是美國最早談到無私的愛、自我負責心態對健康有益的先趨之一。

者，還主動積極地參與治療的每一個環節，詢問每一個步驟，而且絕不接受醫生對病情的悲觀預測。

除了病史之外，西格爾看診時，還會詢問病人以下四個問題：

1. 你想活到一百歲嗎？

優質病患會馬上回答：「當然！」非但理直氣壯，也不會加上「如果」、「但是」等等的附帶條件。這句「當然」意味著「凡事操之在我，而且我喜歡活著的感覺」。

2. 這個疾病對你而言意味著什麼？

如果病患認爲癌症意味著死亡，這心態本身就是問題。對醫生而言也是一樣，如果想幫助病人建立「面對癌症的正確心態」，醫生也絕不能認爲癌症等於死亡。

3. 你爲何要生這場病？（你希望這個病能幫你達成什麼目的？）

4. 在你生病前一到兩年間，你的生活中發生了什麼事件？

這些問題充分反映出西格爾對於癌症成因的獨特觀點，也說明了爲何有些病患會痊癒，有些則會死亡；而這些現象，單靠醫學是無法解釋的。

病患對這些問題的答覆遠比病史透露出更多訊息，認眞傾聽的醫生大可就此預測患者的存活機會。不想活到一百歲的病患，在他內心深處，很可能覺得連活到明年都是多餘。

依照這個觀點，在「療癒的第一階段」，病患要做的就是拒絕悲觀的病情預測，對潛意識中的求死慾望說不，並且有意識地、極其明確地決定要活下去。

如果一個人不想活下去，也許罹患癌症會比其他死法更「好」，畢竟比起自殺，死於癌症的人比較不會自責和內疚；而且癌症也可能比心臟病突發猝死還好些，因爲你還有時間去完成你的責任，有時間向心愛的人道別，有時間去寬恕、獲得原諒，有時間得到安慰，或許還來得及看清是怎樣的心結使你說出「等我死了，他們一定會後悔」這樣的怨言。

也許你的潛意識早已決定「一死了之」，癌症診斷書只不過是把你內心這個決定顯露出來罷了，但這並不代表你再也沒有重新選擇的機會。癌症的出現，讓你看見自己所作的決定，並且重新考慮。現在，你可以清醒地再一次選擇，你究竟要活下去，還是要結束自己的生命。

如果你不知道自己到底想活還是想死，我們可以把癌症當成一個線索，沿著它用各種方式來找答案。舉例來說，不妨問問自己西格爾的一系列問題：你想活到一百歲嗎？你想再活十年嗎？還是再活五年？

還有一個方法，舉起你的手臂，向兩側完全伸直，與地板平行，並請別人在一旁觀察你。探索內心想法的方式是，你大聲地宣佈這句話三次：「我要活下去！」若原本伸平的手臂，此時卻不由自主地下垂，很可能是你的潛意識正在透過這個方式告訴你，你其實並不相信自己說的話。〔編註〕

我有一位朋友，在她被診斷出癌症不久後，某天她去看診，醫生要求她做這項測試，她才說出「我要活下去」，手臂就不自覺地垂了下來，她這才驚覺自己說的並不是百分之百的眞心話。可是，她的確不知道自己內心深處有一部分已經決定要死了！只要求死的慾望一曝光，她就必須去正視心底傳來的訊息：她當時的人生充滿了創傷和痛苦，她已無力繼續掙扎，而活著僅僅讓她感到消沉與絕望。

自從我的朋友正視潛意識的決定後，她的求生意志也隨之甦醒，而開始與潛意識的求死慾望角力。最後，她在內心明明確確地重新選擇，她要為自己的人生努力活下去。最終，她痊癒了。

閉起眼睛，想一想你的將來。你能清楚看見未來的樣子嗎？你有明年以後的計畫嗎？你對這個計畫充滿期待嗎？你還有未了的心願嗎？就算你看不見這麼遠的事，你知道未來就在那裡等你嗎？

我的精神科醫生一開始就問我這些問題，要我說出對未來的願景。他這一問，我才意識到除了此刻的苟延殘喘，我對未來竟然早已不抱任何指望。因此，我當前的急務就是重建自己對未來的願景，並且願意投入，活出我所期待的未來。

我們可能需要一些時日，才能分辨清楚自己內心究竟是想活還是想死。就算年紀已經很大，病得很重，或者心力交瘁，活著的樂趣早已被歲月消磨殆盡，想死的念頭仍然是我們這個社會不願聽聞的。相較之下，癌症至少是一個還能被世人接受的解脫方式。即使如此，我

〔編註〕即新時代另類療法常用的「肌力測試法」（kinesiology）。

們也許仍然不願意或者無法承認，這種死亡方式可能出於自己的選擇。

選擇死亡情有可原，而且對某些人而言，死亡毋寧是誠實而且十分實際的選擇。人終究難免一死，我們能選擇的也許不過是時間的早晚而已。倘若你覺得自己已經失去存在的價值，不想再活下去，人們應該尊重並且接受你的決定。但如果你的確已經走到這一步，或許你會發現，向你所愛的人爭取死亡的權利，遠比向癌症爭取存活機會更難。畢竟，死亡權利和存活機會都不是憑空出現的，你必須自己選擇要爲哪一件事努力爭取。

一切選擇操之於你。你可以把身體交給外科手術、放射線和化療藥物去照管。如果你夠幸運，會有一兩個至愛的人始終陪伴著你，鼓勵和撫慰你。只是，在這場人間病苦的戲碼中，你一定會很快地感覺到，面對未來，自己這個不可或缺的角色竟是如此的孤單。

究竟要活下來？還是死於癌症或其他疾病？也許你不相信自己有選擇的權利。你可能認爲自己根本抵抗不了潛意識的毀滅能量，也許你寧可認爲是自己的命不好、業力重，甚或純粹只是倒楣。更或者，你寧願相信老天爺要用癌症和苦難來懲罰祂罪孽深重的孩子。對了，就連醫生都提供了證據，他說你的存活率很低。

想要活下來，你就必須質疑這些潛在的信念，也許還得質疑你的醫生，這會是相當艱鉅的功課，需要堅忍不拔的毅力才做得到。但至少，在你不再受這些事件的擺布之後，你就成了西格爾所說的那種「優質病患」。

癌症患者不見得馬上會死，但如果我們情願人云亦云，別人說什麼就信什麼，尤其是相信醫生的看法，一定很難接受這個事實。

醫生們對癌症和死亡有一套自己的看法，因爲這就是他們看得到的現實。但他們看不到的是：不被看好卻康復的病患，通常不會回去看原來的醫生。就算他們眞的回去了，醫生也會認爲先前只是誤診，要不就認爲原來只能緩解病情的治療卻意外發揮了治癒效果。對了，醫學文獻從不探討「意外痊癒」的個案，他們認爲自發性的療癒過於神奇，不適合在醫學雜誌報導。

試著想像癌症專科醫生眼中的世界，他們日復一日治療癌症病患，其中只有百分之二十左右眞心想要痊癒，這叫他們如何相信心靈有克勝疾病的力量？尤其是訓練過程中全力學習醫療技術的醫生，對此更是難以想像。在醫學技術的侷限下，他們明知自己能給予病患的最佳治療只會破壞免疫系統、讓病人一蹶不振，卻不得不繼續「懸壺濟世」，這是多麼令人沮喪的工作！因此，還願意留在這個領域的醫生，值得我們感激，也令人同情，他們會從病人身上學到更多更多。

我依然定期和我的醫生碰面做例行檢查，不是因為我害怕癌症復發，而是我希望他能一再地看到我，讓他知道，在一些成功的案例中，他也功不可沒。

我第二次診斷出癌症時，柏爾斯醫生是我徵詢第二意見的首選，好幾位消息靈通的朋友向我推薦這位波特蘭本地最好的腫瘤醫生。我的醫生朋友馬克告訴我，柏醫生是他見過最積極為患者求生的腫瘤科醫生，不到最後一刻，絕不輕言放棄。我和柏醫生約診，整整討論了一個多小時，沒多久，我就在俄勒岡日報看到一篇標題為〈病患的死，令人心痛〉的全版文章，副標題是「醫師現身說法，用盡醫學技術和知識也無法挽救病患時，如何面對挫敗」。

這篇文章大量引用柏醫生的話，描述他在失去病患時心裡難以承受的痛。我知道他的確很難過，我的兒媳在他醫院裡當護士，曾經看到他在一位病患過世後，與病患家人一同哭泣。他表示，像他這樣的癌症醫生「一開始就要做好失敗的準備」。

身為醫生，而且還是波特蘭市本地最優秀、最積極的抗癌專家，這竟然是他根深柢固的信念！儘管他不輕易放棄病患，也不是輕易認輸的人，但他還沒開始治療，就已經認爲治療註定失敗，而患者必然會死。這是怎麼回事？

大多數人知道癌症會奪走人命，我們的確也聽過很多可怕的案例，醫生們更清楚這一點。但事實上，得了癌症不代表你一定會死。你不需要盲目接受外界的信念或醫生的觀點，只要你願意去看，治癒的「奇蹟案例」其實比我們所知道的多得多。但這些例子不會刊登在醫學期刊、雜誌或報紙上，當然更不會出現在訃聞裡，所以一般人根本無從得知。

比起癌症本身，對病情的預期心理也許才是奪走人命的元兇；一再被提醒存活率極低的癌症患者，通常很難抵擋醫生預測裡所暗示的必然結局。

向柏醫生請教過後不久，我從廣播節目裡聽到一名罹癌兒童的新聞報導，主播說：「醫生表示還能讓他活六個月。」我很懷疑醫生眞的說過「還能讓你活六個月」這樣的話，這算是什麼預測？要否定並拒絕這種權威性的斷言是多麼困難啊！即使只是嘴巴說說，但對患者心理卻會造成很強的一語成讖的效果。而且，醫生明明說的是統計機率，爲什麼到了人們口中卻成了：「還能讓你活六個月。」這算是對患者的恩賜嗎？要這種預測有什麼用！根本奪走了病患的所有希望。

你若眞想活下去，就要學會拒絕負面的預測，而且此刻就應身體力行，不去聽取任何會限制你的存活率和痊癒機會的一言半語，否則「癌症意味著死亡」這個信念就會在你身上應驗。一旦你自願踏上「臨終五階段」，就遲早會走到最後一步「接受」死亡結局，並順理成章地結束你的生命。

事實上，接受自己死期將近的想法，可能才是臨終的第一個階段，而療癒的第一個階段則是——拒絕這個所謂的必然結局。

求生意志

《求生意志》是阿諾．賀耐克醫生在一九五一年出版的一本書〔原註〕，再版了十五次。在書中，賀醫生從科學角度來解釋人類心理與身體之間的相互作用。此書成了這個領域的經典之作，幫助許多人減輕焦慮和恐懼，鼓舞不少讀者深入探索自己的心，努力覺察並化解內心的衝突。在〈人會死是因爲自己想死〉這一章中，賀醫生在那個時代率先公開討論大眾諱莫如深的死亡議題，教導人們克服對死亡的極度恐懼心理，學習以平常心看待死亡。

賀醫生在書中重申了佛洛伊德的觀點，認爲我們每個人內心不斷上演著生死意志的搏鬥。佛氏以此觀點解釋人爲何會自殺，並舉出他實際遇到的個案來說明，最常見的例子，有些人明明看起來很健康，卻總是擔心自己的健康出狀況，因而成天焦慮不已，彷彿有個聲音一再地從潛意識鑽出來，在他耳邊不斷提醒「你命在旦夕」。不論當事人認定的危險是眞有其事，還是想像出來的，這層焦慮對健康的威脅，才是眞正不折不扣的元兇。爲了進一步說明生死意志的搏鬥，佛氏用希臘神話裡的象徵描述人類內心的兩種本能，一是愛與創造的本能，可以用希臘神話中的愛神厄洛斯爲代表；另一種則是死亡和毀滅之本能，代表人物是死神塔納托斯。

賀醫生指出，這兩股截然相反的驅力在每個人內心所顯現的消長模式，造就了當事人全然不同的生命光景：心境會是和諧還是充滿衝突的，身體是健康還是多病的，這一生究竟會長壽還是早逝，活得豐富滿足還是匱乏不堪。可以說，種種不同的差異現象，完全取決於個人在愛的本能和死亡本能之間的揀擇。爲了加強我們對這一觀點的印象，他還特別引用了卡

〔原註〕《求生意志》*The Will to Live*. Hutschnecker, Arnold A., M.D. Prentice Hall, 1951；後由 Simon & Schuster 於一九八三年重新出版，引用內容出自一九八三年版第 28 頁。

爾・門寧格〔編註〕的名言。門寧格認爲我們不只決定自己死亡的時刻，還決定以何種方式死去，他說：「到最後，你我都會用自個兒選定的方式，將自己送往黃泉，或快或慢，或早或遲。」這是多麼令人震撼的觀點！

我父親是個虔誠的基督徒，他深信聖經絕無虛言，經文上說「我們一生的年日是七十歲」，他對自己壽命的估計正是如此。就在他七十歲生日之後不久，醫生說他長了結腸息肉，幾乎可以確定是惡性的，於是他接受了手術，割除息肉，順便確認是否眞的已有癌變。父親年紀大了，目睹過好幾個親兄弟姐妹的生命斷送在癌症的「魔掌」，總叨唸著絕對不要死於癌症，他希望自己死前還好好的，至少還能穿著靴子四處走動。他心裡懷著一個想法：如果開刀後證實息肉是惡性的，還不如就此死在手術刀下。

結果，息肉沒有癌變，父親又好起來了，他開始納悶自己爲什麼沒死，他都快七十一歲了，不是嗎？最後，他下了一個結論，這額外的一年是給他一個「好好表現」的機會——他認爲自己這一生的表現僅僅差強人意。

過了他七十一歲生日大約三個月，父親開車到海邊挖蛤蚌，這是他最喜愛的消遣。在路上，車子撞上了電線杆，當晚父親在手術中去世。他的確在自選的時間，以自己想要的方式結束了生命，儘管這一決定並不是有意爲之的，因爲當時與他同在車上的是他最疼愛的兒子，但他眞的以自己想要的方式結束了生命——死的時候還穿著挖蛤蚌的靴子（他的兒子只受了一點輕傷）。

一九八三年十一月

賀醫生說：「疾病是下意識地暫時放棄求生意志的表現。」OK，重點是下意識、暫時。還有，「反覆生病是一種慢性自殺的表現」，那麼，我這次復發算不算他說的「反覆生病」？

讀賀醫生的書讓我感到很挫折，想生氣，可是卻又害怕。如果他說的是真的，我的潛意識竟然有這麼強的破壞性，這不就表示我是個無助的受害者，只能受制於

〔編註〕卡爾．門寧格（Karl Augustus Menninger, 1893~1990）　出身美國精神科名醫世家，一九一九年與父親共創門寧格診所，後來創立門寧格基金會，首先提出心理疾病患者與常人所差無幾，並認爲犯罪可由心理治療加以預防，致力於治療有心理疾病的攻擊性罪犯。

自己心裡這股邪惡且無法控制的力量嗎？面對自己的潛意識，我真的只能無奈受害嗎？這個觀念真是比罹癌還要嚇人。

面對這個觀念雖然很痛苦，但對我來說，他很可能說中了。固然大家都說生命可貴，但過去不少片段卻不是那麼回事，周遭的人似乎都聯手起來整我，喜悅的記憶在我心裡越來越模糊，這種人生有什麼值得珍惜的？就算在我感到人生充滿喜悅的時刻，卻經常有一股好似來自心底黑暗深淵的冷風掠過心頭，裡頭藏著某些我依稀記得但又不明所以的東西。那是什麼？對死亡的恐懼？還是，和生命作對的反面力量？

那我此刻的喜悅又是怎麼一回事呢？打從第一次發現癌症以來，這幾年一直喜樂滿滿，不是嗎？還沒得癌症之前，我過的可不是這種日子。前不久我才在電視訪談中，看到一位惡性黑色素瘤的倖存者說：「診斷出癌症之後的那幾個星期是我生命中最幸福、最意志高昂的日子。」我認得這種感受。可是這又代表了什麼？

面臨相互拉扯的生死交關，唯有讓死亡的意念顯露出來，把潛意識中對死亡的恐懼帶到

意識覺察得到的層面，我們才有機會放手一搏，和內心的死神塔納托斯進行一場徹底而且公開的對決，爲我們找回自己的生機與活力。只要有機會重整旗鼓，那個強壯有力的創造本能厄洛斯，自會使我們的生命力全面開展，日益壯健。

一旦你決心活下去，創造本能的喜悅與能量就會泉湧而出，生命最美妙的轉變從此展開。大部分走出癌症陰影的患者都能爲此作證：一旦他們接受挑戰，爲活下去而奮鬥，他們的人生就此徹底改變了。

且讓我們捫心自問，對於死亡，我們抱持的信念是什麼？對我來說，死亡並非通往永生之途，而是終極的懲罰。爲什麼會受罰？當然是因爲有罪。我以爲死前受盡折磨是理所當然之事，這可不就是延長懲罰嗎？說到死亡，我竟拋不開懲罰的概念，看來在我心目中，「神」不過是一個在我身外，不僅嚴厲，又性喜審判和懲罰的神明。

如果眞有天父的話，這懲罰眞的是來自於「祂」嗎？父親怎麼可能只因爲孩子犯了幼稚的錯誤，就這麼無情地懲罰他們？好吧，就算祂要懲罰，難道非得讓子女受盡痛苦，折騰到死嗎？早在我初爲人母時，我就已經揚棄這種「報復和懲罰之神」的觀點了，號稱慈愛的父親哪有折磨自己的孩子的道理？我絕不相信有這種神，當時我寧可做一個無神論者。

但是，戰壕裡豈容得下無神論者？第二次罹癌之後，我眞眞切切感受到死亡帶來的恐懼，也知道不能再以鴕鳥心態閃躲生命根源的課題了，然而，首先我得理清我與那位神的關係。我必須誠實的說，光是「神」這個字眼本身就夠讓我不自在了。不過，我一位朋友爲我的困境解了套，他說只要我還相信這個宇宙中存在著美善之源，這就等於承認對神的信仰了。這麼看來，我抗拒的其實是神背後蘊含的通俗觀念。

是的，我並不認爲「除了眼前這個可感受的世界之外，別無他物存在」，相反地，我相信宇宙裡一定存在著更大更廣的創造力或某種力量源頭。

但是，我也很難苟同「有神論」的說法，按照最通俗的想法，宇宙是這麼回事：「神」和「凡夫」的世界同時存在，但除了神明給凡夫降下災難並施捨奇蹟以外，兩個世界沒有互動，沒有交集。眞的是這樣嗎？

我母親從一本名爲《奇蹟課程》〔編註〕的書裡摘錄了一段話寄給我，那段話是如此中肯，完全貼近我的心聲，讓我獲得極大的撫慰（雖然我現在已經不記得是哪一段了），後來我自己也去買了一本，而且讀了導言之後就愛不釋手。我內心早已知道卻表達不出的眞理，它不僅說出來了，而且說得比我自己更清楚更貼切。它的觀點是，神並不是我想像中那副令人恐懼的模樣。更重要的是，祂和我是一體的，祂在我內，我在祂內，而祂只願我們幸福、健康、平安和喜樂；痛苦和死亡絕非祂的懲罰，其實是我們自己的選擇，而我們是可以不作那樣的選擇的。

《課程》指出，我們緊抓著一個小小的自己不放，這樣的「小我心態」才是期盼死亡和害怕眞神這種矛盾情結的始作俑者，小我的眼光既不高明也不開闊，它可以說是心靈中相信我們已經背棄了神的那一部分，相信自己有能力脫離造化萬物，成爲一個孤伶伶的存在，這樣的信念就是世間一切內疚和恐懼的源頭。如果我們認爲自己與神已經決裂，就不會相信自己能輕易獲得饒恕，因此，受到懲罰或天譴也只是早晚的事，而死亡不正是最嚴厲的懲罰嗎？小我心態長年累積下來的內疚和恐懼不僅期待這樣的判決，甚至主動召請這樣的懲罰快快來臨。

幸好我們內心還有一個更高層次的「大我」，可以說是我們心中仍與眞神和造化萬物保

〔編註〕《奇蹟課程》（*A Course in Miracles*）以教材的方式寫成，分爲〈正文〉、〈學員練習手冊〉、〈教師指南〉三冊，闡述一套非常完整的一體靈性思維體系，透過「每日一課」的練習，鼓勵讀者以「寬恕」活出人性的光輝。英文版、繁體中文版、簡體中文版的出版機構分別爲心靈平安基金會、奇蹟資訊中心、中國雲南人民出版社。

持聯繫的那一部分。如果我們聆聽這個大我的聲音，就會發現「它」比小我明智多了。大我很清楚，就算我們鐵了心想與神決裂，那也是不可能成眞的。既然「分裂從未發生過」，我們怎麼會需要內疚？又何必遭受懲罰？小我斤斤計較一己的得失毀譽，想保護這個孤伶伶的存在，大我卻反其道而行，走的是合一與治癒之道，而且始終如一。

一九八四年一月

這些話聽起來頗有道理，卻很難消化。是我（或說我的「小我」）造成我的疾病嗎？講難聽一點，是我在選擇生病的嗎？更難以置信的是，這個小我此刻正在不停地為我自己挖掘墳墓，是這樣嗎？

為什麼我要這麼做？難道是要趕在神懲罰我之前先自我懲罰，以求倖免，逃開永恆的刑罰？還是我想保有掌控感，或想要證明身體早已不聽我的使喚，而我只是身體的受害者？

如果小我是死神塔納托斯（死亡本能）的始祖，那麼大我就應該是愛神厄洛斯求生意志與創造力的源頭了。

我覺得大我就是我常感受到的直覺或者良知，或說「性本善」的那一部分，然而，縱使它不斷由潛意識中「好」的那部分心靈傳訊息給我，我卻還活成這副可憐兮兮的模樣！可見我過去一直聽錯了，傻傻地聽從潛意識裡並不高明的部分，還讓它慫恿我去死！還好，大我始終守護著我的生存意志，而且我隨時可以選擇大我的力量，多麼振奮人心！

患病的事實，讓我們不得不正視心靈某部分的死亡慾望有多強烈，換個角度來說，這也顯示了心靈力量可以強大到什麼地步。幸好，我們隨時可以重新選擇，將心靈力量轉用在療癒上頭，而不再用來傷害自己。沒有錯，我們原本就可以拒絕小我心態傳送的錯誤訊息，回過頭來面對我們眞正的生命，從中發掘求生意志所蘊含的無窮力量。

2 二部曲：為你的治療負責

寧爲抗癌鬥士，不做癌症俘虜。

——伯尼．西格爾

開始為自己的治療負責

動了局部切除手術後，我在醫院休養了幾天，就在那段時間裡，我第一次明確感受到正向觀想的抗癌效果，也是我頭一遭有心參與自己的治療。

手術後的第三天，我還在等待病理檢驗的結果。這回，癌症會蔓延到淋巴結嗎？吉凶未卜，我一次又一次地練習正向觀想，已到了習慣成自然的地步，清醒時的每一分鐘，無論手中正在忙什麼，正向觀想在我腦海裡不曾間斷過。打從那時起，我就養成了寫日記的習慣，下面是第一篇日記，日期是我收到檢驗報告的那一天。

淋巴系統的檢測報告今天會出來，癌細胞轉移與否馬上就見分曉。如果已經擴散，我存活的機率會從百分之八十五劇降到五十，而且一定得接受化療了。費醫生和戴醫生一致表示，既然他們會摸到淋巴的腫塊，癌細胞肯定已經擴散了。我跟費醫生拍胸脯保證說，我一定能靠自己消除這個腫塊。他不以為然地大笑，那態度真讓我生氣。

自從上個禮拜醫生下了診斷，一整個星期以來我日夜不停地反覆練習西蒙頓的正向觀想法。我相信淋巴系統沒事，我的確感覺到了，透過觀想，免疫系統開始活躍，正在消滅四處流竄的癌細胞。我有信心，即便我還沒收到檢驗報告，但我知道結果會是什麼。

但是，今天早上，我的自信動搖了，躺在病床上，側耳傾聽醫院人來人往的嘈雜，我心裡突然空了一塊，恐懼如洪水般襲來。我想找些東西來讀，試著平復惶恐不安的心，結果找到了一本基甸版《聖經》。我想起父親以前有個習慣，當時我還取笑他迷信，但是到了我這樣的生死關頭，就算迷信一下也很正常。我隨手翻開一頁，刻意別開臉不看內容，任手指隨意點了一句。我看著指尖上的那句話，那是〈馬可福音〉第五章第三十四節：

耶穌對她說：「女兒，你的信救了你，平平安安的回去罷！你的災病痊癒了。」

這段話打斷了我的胡思亂想，它肯定了我冥冥中早已知道的某些東西。在這特殊的時刻，讀到如此特別的訊息，不會只是巧合。它適時地撫慰了我，在惶恐不安當中，我的心靈深處某個角落充滿了敬畏和驚嘆。

費醫生三點鐘來看我，他的神色不太對勁，「是這樣的，」他開口說道：「檢驗報告出來了。」我對著他微笑，這讓他有點生氣，我答道：「我已經知道結果了。」費醫生不喜歡這種事，他是個科學家，拒絕迷信。他告訴我，他切除了十八個淋巴結，而且全做了切片觀察，結果竟然完全找不出癌變跡象。他無法理解，可是我早就料中了，這似乎讓他更不高興了。

從此，我的抗癌百寶箱裡多了一套工具：正向觀想以及對康復的信念。它確實有效，對我來說，證據已經足夠了。

手術之後，由於無需後續治療，我只需每隔三個月與戴醫生見一次面，爲他的研究提供追蹤資料。我繼續練習正向觀想和自我肯定，並沒有任何不祥的預感。

到耶誕節時，我的體力和心情都恢復得差不多，終於有足夠的心力打包搬家，訴請離婚。新年的第一天，我已經在新公寓開始全新的生活，這感覺眞棒。我一搬走，布魯斯就認了，也就是說我的「偏執妄想」並非空穴來風。我的心結頓時鬆開了，知道自己的心理是正常的，而且我的直覺也畢竟是可以信任的。當初我不斷說服自己應該相信布魯斯的辯解，然而同時又止不住的猜疑，結果自己的心理和身體一樣都出了毛病。

我搬走之後的第二天，戴夫也開口請瑪麗離開他倆的家。下班後，我和戴夫在公司附近的酒吧碰面，交換彼此的觀察，這是我們第一次坦然無諱地討論這件事。我問他是不是早已知情，他說他從一開始就知道，但即使如此，等到當事人總算承認時，他竟跟我一樣也有如釋重負之感。不同的是，他一直確信他的直覺是對的，只是不動聲色罷了。我問他：「爲什麼你不肯告訴我？我眞的很想知道。」

「你那時心裡還沒準備好去面對現實。」他回應道：「你要處理的事情已經夠多了。我知道一旦你能承擔，你就會馬上離開，我只是在等待時機成熟。」好個若無其事的六個月「等待時機成熟」！我從沒經歷這樣的友情。

接下來的一年是休養生息的日子，我買了一輛新車和一棟舒適的小房子，但還提不起勁來跟異性約會，只是偶爾和傑克一起吃飯，他是我的同事兼多年老友，在同一個研究機構擔任同級主管。他的妻子兩年前去世了，跟我一樣，他也正在重新建立自己一個人的新生活。

快到年底時，儘管我還有些猶豫，我們的友誼已經逐漸發展爲愛情。他爲人正派、誠實，直率而溫和，直覺告訴我，這是一個可以長久信賴的人，但經過感情創傷的我依然有點難以接受。一九八一年春天，傑克說動了我，四月我們踏入禮堂。

在婚禮和接下來幾個月的甜蜜中，我感覺再也沒有什麼能威脅到我寧靜的心。我們在海岸山脈買了一座農莊，十月份搬到那兒後，繼續通勤到波特蘭上班，享受二人世界。傑克的兩個孩子和我的三個孩子常來探望，其中有兩個也才新婚。

一天晚上，我躺在床上，在切除腫瘤的相同部位摸到了一個新出現的硬塊。恐懼霎時虜獲了我，我開始失眠。我明明每個月都乖乖拜訪專科醫生，檢測腫瘤復發的可能，醫生也一直向我保證沒有問題。

一九八二年九月二十六日

三年前的九月，腫塊切除了，癌症不復存在，我多麼希望自己能從此擺脫癌症的恐怖陰影。沒想到，現在手術傷口的相同位置又出現了一個硬塊，我怕死了。我取消了跟委員會到鳳凰城出差度假的計畫，轉往戴醫生的門診報到，向他傾吐我的恐懼。我有點罪惡感，因為九月六日的每季例行檢查我沒去，這是三年來我第一次沒有按時複檢。不過，戴醫生認為這個硬塊沒問題，我摸到的只是肋骨。唉，早知如此，就應該去鳳凰城的。

一九八二年十月二十八日

跟戴醫生又約了一次門診，雖然他堅持硬塊沒事，但我夜裡總是驚醒，想到身上莫名又多了個硬塊，實在駭人。我沒辦法不去想它，沒辦法不嚇唬自己，乾脆把一年一度的乳房X光檢查門診提前排定在十二月七日。現在整天都覺得累，做事拖拖拉拉，必須強迫自己才能定神工作。連續出差加上時差，讓我疲憊不堪，回到辦公室後還有一大堆積壓的工作等著處理。只是，我愈來愈不在乎別人規定的期限，也不再逼著自己做超乎常人的工作。睡得不好，也因為工作壓力，我對什麼事都漠不關心也提不起勁，一切只是虛應了事。

一九八二年十二月七日

今天做乳房X光檢查。淺藍的X光片剛從機器出爐，我馬上轉身去看。胸骨附近的區域顯示出一大片淡色，我慌了，是腫瘤！要正式預約醫生看片子，還得等上好幾天。我等不及了，馬上到大廳打電話給戴醫生，沒想到他出城去了。接著我又打給費醫生，告訴接電話的護士，我剛剛看到了片子，上頭的陰影肯定是腫瘤，我必須直接和醫生通話。護士把電話遞給醫生。他的語氣一如既往地咄咄逼人。

「怎麼，你現在成了看片專家？」「不行，我不能說看就看你，拜託你下星期再來，先去櫃檯預約。」聽起來我要求他親自和我通話，讓他有點生氣。月底他就退休了，在這之前，他必須安置好他所有的病人，現在他真的很忙。

櫃檯幫我約到了十二月二十一日，沒有更早的了，好吧，至少還沒過耶誕節。

如果是個新腫瘤怎麼辦？我該跟誰說呢，耶誕節就快到了啊！不，要是腫瘤的話，我誰也不說，連傑克也不說。今年所有孩子都會回來，我們要在一起過個特別的耶誕。

一九八二年十二月二十一日

費醫生看了片子，宣佈一切正常，還為我做了檢查。他確認硬塊就是肋骨，然後把診斷寫進我的病歷裡。我坐在他對面，半歪著頭看他寫下：「疑似硬塊部位，原是肋骨。」他還畫出了它的具體位置。嗯，是肋骨，不是腫瘤。

他再過一星期就退休了，我這個一直恢復得不錯的病人的確沒有復發，也讓他鬆了一口氣。

我對自己的反應感到可笑又可氣，竟然白白浪費了這麼多時間和睡眠來擔憂。

這個耶誕節終於可以無憂無慮了！

一九八三年一月二十日

好景不長。耶誕節的喧鬧才剛落幕，我晚上一躺下，就能感覺到那個硬塊正在一點一點地長大。我試著不去擔憂，但這種努力卻讓我更難入睡，還不如乾脆煩一煩算了。我又和戴醫生約了門診，今天才去見過他，告訴他我的憂慮，這是我第三次跟他提了。他為我做了檢查，皺著眉看了我的病歷，問我：

「費醫生怎麼說的？」

「他說那只是肋骨。」我答道。

他更加仔細地檢查了一遍，說：「嗯，我看沒問題。先觀察一段時間吧，一個月後再來。」

又是一個月。

一九八三年二月二十二日（羅蕊的二十一歲生日）

我無法再拖下去了，今天我告訴戴醫生，我可以明確感到那個硬塊正在長大，這不是幻覺，我確實能感覺到，我再也受不了揮之不去的焦慮。我說不出自己有多矛盾！一方面我想要相信醫生，討厭想到切片檢查、所有檢測、手術……，我當然也寧願聽到「你沒事」的診斷，但是我內心深處卻已經無法相信他了，現在不過是縱容自己再拖一個月罷了。

這一次，戴醫生認同了我的感覺。他一定也發現了什麼，難怪會語帶保留地說，硬塊很可能是軟骨肉瘤，是一種長在骨頭裡的良性增生組織，他最近剛好有個病人也有類似的症狀。戴醫生打電話給胸腔外科的麥醫生，請他盡快為我看診。說是盡快，但約定的時間是三月七日，又要等兩個星期。我也不相信他的「良性增生組織」，我知道那是什麼，六個月前我就知道了。我一直感覺有個冷冷死死的東西在我身體內緩緩生長，讓我噁心，疲倦。

下週我要到紐約參加十五頻道的聚會。傑克會和我一起去，我們在廣場飯店訂了房，就是那套著名童書裡的小女孩住的地方。（她叫什麼名字來著？艾洛思？）

〔編註〕我們打算好好樂一樂，人生無常，誰知道下一步會怎樣？這段時間來我倆都很恐懼，晚上都睡得不安穩。

我沒有和傑克多聊硬塊的事。他的前妻海倫就死於肺病，如今我也可能發生癌變，光想到讓他再受一次罪，我就於心不忍，這樣的多愁善感真會搞砸一次本來可以很美好的旅行，太不值得了。也許，那真的只是個軟骨肉瘤。

一九八三年三月七日

麥醫生認為這個硬塊是一個大腫瘤，他安排下週一，三月十一日做手術。距離我第一次手術整整三年又六個月。本來明天要參加一年一度的小組規畫年會，現在卻得跟他們告假六個星期了。我感到麻木，不想和任何人談。我自己都不知道這究竟是怎麼回事，也許我想把心裡的感覺埋得深深的，不想讓任何人知道。

一九八三年三月九日

同事們都很吃驚，沒多說什麼，只是一再給我打氣。戴夫的前妻癌症復發了好幾次，最後還是去世了。我覺得，他對我也沒敢抱太大希望。不過，我一定會活下去的。

手術那天，傑克正陪著我做術前準備，我弟弟提姆在學校當老師，特地蹺班溜出來陪我們，他講了很多有趣的笑話，這是他表達愛的方式。在手術室外等候時，他還爲傑克買午飯，請他喝啤酒。我的輪椅正推出電梯要進手術室時，媽媽也趕到了，我心裡那個想要爬到媽媽大腿上撒嬌的小女孩，心懷感激地接受了她一個匆忙的擁抱。

手術過後，回恢復室的路上，我醒了。麥醫生在我身邊，他俯下身來靠在病床邊對我說：「乳癌復發了，你必須做化療了。」

我知道這意味著什麼，前景不太樂觀。幸虧麻醉藥起了作用，我馬上又昏沉睡去。

連續兩天，我時睡時醒，醒來的時間只夠我認出傑克一直坐在床邊。他握著我的手，專注地看著我，鼓勵我早日康復。他沉靜的神情給了我極大的撫慰，我好似裹在愛之蛹裡，度

〔編註〕《艾洛思》（*Eloise*）美國作家 Kay Thompson 於一九五五年開始出版的一系列童書，書中搭配美國創作者 Hilary Knight 所繪製的插圖，數十年來受到世界各地無數讀者的喜愛。和奶媽住在紐約廣場大飯店的艾洛思是一個擁有豐富想像力的六歲小女孩，她喜歡觀察飯店裡來來往往的人們，藉以自娛。

過了飽含祝福的兩天。

很快，我得醒過來了。

這次復發的位置在胸壁下面，大概有柳橙那麼大——爲什麼他們老喜歡拿食物來作比喻？醫生認爲這顯然就是癌細胞轉移的證據。也就是說，這次復發並不是第一次手術所殘餘癌組織的增生，而是當初的癌細胞透過血液或淋巴系統的轉移。麥醫生懇切地強調，我必須接受放療和化療。到了這個地步，就連原本認爲不需要後續治療的戴醫生也不得不同意麥醫生的提案了。

麥醫生把我送到另一家醫院進行爲期六週的放療。在那裡，我認識了放療專家羅醫生，他爲人直率，聰明，學識淵博，是我最喜歡的醫生之一。做完檢查，他問我的第一個問題就是：「三年前你做了局部切除，爲什麼沒有緊接著做放療？」

「我不知道有此必要。」我對他的問題感到很驚訝，只能吞吞吐吐回答：「當時醫生跟我說，統計資料還沒證明接著做放療的效用，所以我就沒做。」

羅醫生說如果當初我是到他的醫院來治療的，也一樣必須做手術，不過，可以確定的是，無論怎樣，他都會在手術後爲我安排做放療。從一九七九年以來，放療一直都是手術切除癌細胞後理所當然的後續治療。

發現自己竟然錯過了放療，震驚之餘，我把能想到的問題都一一提出來請教羅醫生。當時有人問過我意見嗎？好像沒有。不過話說回來，我自己那時也幾乎什麼都沒問，毫不質疑地接受了醫生的安排。

其實，一九七九年間，很少有外科醫生願意採取局部切除的作法，不做全切的醫生通常會採用比較保守的策略，也就是在手術後必然安排乳癌病變區域的放射線治療。當時是我自己同意參與這樣的臨床試驗，幫助他們確認傳統的保守療法是否仍爲必要。

臨床試驗追蹤五年的成果終於揭曉了，局部切除手術後輔以放射線治療，效果跟全切手術一樣好。

我很生氣，這回我不只是被誤導，簡直是被騙了。戴醫生會不會是急於替臨床試驗召募受試者，而故意不提及其他的治療選項？我衝進他的辦公室找他的研究助理。三年多前，就是她負責向我說明試驗同意書的。我告訴她我現在的困境，要求她回答爲何當初沒人告知我完整的治療資訊。我還堅持要看當時簽署的同意書，那上面對放療隻字未提。

我完全失控了。助理臉色慘白，整個人發抖，根本無法回答我的質問。這確實是所有臨床試驗助理的噩夢——「不做後續治療組」的患者，事後發現自己當初應該繼續接受治療。她對此毫無準備，不知如何應付。

助理離開了辦公室，幾分鐘後她回來了，對我說：「戴醫生希望能馬上見你。」這是迄今爲止我要求見醫生，安排得最快的一次。

我開始眞正爲自己的治療負起責任來。

戴醫生也很激動地辯解，態度十分防備。我們兩人對話困難，火藥味十足。我請他由這一次的復發來預測我的存活率。他顯然不打算對眼前這個氣得臉紅脖子粗的女人施捨半句好話，索性鐵口直斷：「癌細胞轉移到胸壁，復發後只有百分之五的女性能存活三年，妳再次擴散的機率是百分之九十五，而且會很快。」

「多快？」我問。

「我估計，會在三個月之內。」他回道。

「那之後我的存活機率是多少？」

「零！」

我太生氣了，根本沒被這樣的預測嚇住。我不再相信他說的任何話，尖銳地質疑他的統計資料，要他給我資料的出處。他表示到目前爲止，全世界只有三個針對乳癌胸壁復發患者進行的臨床試驗。即使患者接受了後續的放療與化療，也只有百分之五能活過三年，而大多數患者的癌症很快就會復發。

我問他是否需要做放療和化療。他的判斷是我現在的情況確實需要做放療，但不需要做化療；因爲既然病情預測如此悲觀，再使用這些會讓身體衰弱的藥物也無濟於事。

等到跟麥醫生見了面，我馬上詢問他是否應該做化療，那是他先前再三推薦我做的。這次他卻遲疑了，他認爲也許我完全不需要做化療。

我問他：「你是不是和戴醫生通過話了？」

他沒有回答，只是不自然地笑了笑。他肯定已經和戴醫生聯繫過了。他無聲的回應說明了一切。只有在自己心底能眞正作主的時刻，人才有質疑權威的權利；而他今天用「湯瑪斯爵爺」〔編註一〕來尊稱戴醫生，不全然是開玩笑的。

我決定另找高明，也許該是換個醫生的時候了。第一次罹癌時，我以爲自己不需要擔起作決定的責任，只要對主治醫生的建議言聽計從就夠了。如今我意識到，要是當初我多詢問幾位醫生的意見，我一定會發現，戴醫生強力推薦的療法其實還在試驗階段。雖然那麼多治療選項讓我眼花撩亂，也很可能在徹底瞭解後我同樣會接受戴醫生的建議，但至少那是在我充分瞭解情況後所作的選擇，唯有如此，我才會甘願爲自己的選擇負責。

上一次生病時，我選擇了懵懂無知，任由醫生「生殺予奪」，爲我的健康當家作主。這次不同了。現在我非常清楚，醫療沒有絕對、唯一、明確、毋庸置疑的標準答案。就連下一步該怎麼做最好，醫生也不見得會有共識。我買了庫什納寫的《爲什麼是我？》〔編註二〕，詳盡評比了當代所有的乳癌治療選項。她在書中提到我參與過的那個試驗，對於我所屬的「不做後續治療」實驗組，她是這麼評論的：

「這一組的女性患者只接受局部切除和腋下淋巴結清除手術，並未接受任何放射治療。截至目前爲止，患者的存活率尚足以讓臨床試驗繼續進行。如果再過十、十五或者二十年，這些患者和接受後續放療的患者的存活率依然沒有差別的話，就能證明X射線治療並非必要。雖然我們必須等到整個試驗結束，才會知道最後結果，不過，**大多數乳癌專家仍然認為應該採用各種手段來滅絕藏身於乳房剩餘部分的癌細胞——也就是放療。**」

從醫學倫理的角度來說，這段話不正是在我簽署同意書、參加研究試驗之前就該被告知的內容嗎？

這本書也提供了大量有關化療的資訊，遠遠超過我想知道的。

有了這些資訊當靠山，我再與柏醫生約診，他是公認爲最積極治療癌症的專科醫生。他仔細爲我做了檢查，回顧我的病史，花了一個小時與我和傑克討論可用的治療方案及病情的可能發展。

〔編註一〕湯瑪斯．莫爾爵士（Sir Thomas More, 1478～1535） 英國律師、社會哲學家、作家、政治家、知名的文藝復興人文主義者。「烏托邦」一詞即爲他所創，描述了理想中的美好社會制度。以湯瑪斯爵爺稱呼戴醫生，有崇敬其「雖千萬人，吾往矣」精神的意思。

〔編註二〕庫什納（Rose Rehert Kushner, 1929～1990） 美國記者，爲乳癌患者發聲的先鋒，於一九七七年出版《爲什麼是我？》（*Why Me? What Every Woman Should Know About Breast Cancer to Save Her Life*）。

柏醫生建議在放療之後接著做化療，而且同時並用三種高毒性的藥物：5-FU、滅殺除癌和小紅莓〔編註〕。從庫什納的書裡我得知小紅莓會影響心臟機能，我問柏醫生爲何要選用它。他的答覆是，小紅莓是對抗末期乳癌最強力的藥物，如果在這種時候還想碰運氣，採用較弱的藥物減緩癌變，根本沒有意義。

「已經是末期乳癌了嗎？這會不會只是一次局部復發？」我問柏醫生。

不，他覺得不是局部復發。這次的腫瘤長在胸壁裡面，而癌細胞無法穿透胸壁。癌細胞必須透過血液和淋巴系統傳送，才會蔓延到與原本癌變區域相距甚遠的器官，這意味著我體內的癌細胞很可能已經大幅度擴散了。

柏醫生也同樣引用了戴醫生提過的那三個臨床試驗，而且得到一樣的結論，也就是腫瘤切除後的復發機率高達百分之九十五。他認爲目前只有一種可行的治療方案，就是在放療完成後立即進行強力的化療。我向柏醫生進一步詢問這三個臨床試驗的詳情，他當場複印一份資料給我，我感激地收下了。

我自己就是資深的研究員，很快就在這些資料中發現了一個重大的漏洞。那就是，這些統計資料只來自還能聯絡上而且有完整病歷記錄的患者；倘若患者在復發後卻又痊癒了，還可能為了提供試驗資料，專程回來檢查嗎？我可不想把自己痊癒的希望寄託在這種不可靠的統計上。務實來看，我的存活機率可能是百分之百，也可能是零，沒有人說得準我會是百分之幾。

雖然連羅醫生這樣的放療專家也認為必須做化療，但我仍然請他再推薦一位醫師讓我徵詢更多的專業意見。我還是不確定是不是非用小紅莓不可，總覺得它是萬不得已的最後一招。當時，我還沒意識到病情有多嚴重，我寧願等到其他傳統化療藥物都不管用時再動用它。如果現在就用，豈不就意味著我已無路可退？

鮑醫生是我諮詢的第三位醫生，他也知道那三個臨床試驗，實際上，他就是在進行這三個臨床試驗的休士頓MD安德森醫院受訓的。然而，他不太願意討論統計機率，顯然他已經意識到以群體的統計機率來預測個人的病情發展，對患者只是有害而無益之舉。他推薦的化

〔編註〕本書採用台灣一般通用的藥品名，其中5-FU為氟尿嘧啶（5-fluorouracil），滅殺除癌為氨甲葉酸（Methotrexate），而小紅莓則是Adriamycin。這是作者於一九八三年左右獲得的用藥建議，最新的治療與用藥，讀者仍需諮詢醫療專業人士。

療方案比較保守，是5-FU、滅殺除癌加上癌德星〔編註〕。癌德星雖然也是劇毒藥物，但還沒有證據顯示它會傷害心臟，所以我比較傾向這個治療方案。我想要存活，至少得先保住我的心臟。

趁著服務單位開放選擇保險公司之際，我換了一個新的醫療保險方案，還選了鮑醫生作爲新的主治醫生。他年輕，彬彬有禮，一本正經到不可思議的地步，不是那種容易親近的人，不過他看來學識豐富，能力出眾，而且很願意鼓舞我康復的希望。當時，我已經十分明白醫病關係的重要性，雖然也懷疑自己能否和鮑醫生混熟到可以彼此直呼其名的地步，但還是覺得他頗合我意。因爲他是我見過的醫生中，唯一試圖擺脫統計數字「迷思」的一位。

逐漸地，我愈來愈能掌控發生在自己身上的事情，雖然我必須作很多艱難的決定，但在傑克的支持下，我都逐一完成了。只是，面對最親密的伴侶，有些話反而難以啓齒，比如「要是第一線化療藥物無效，還有小紅莓可以作最後退路」那種話就十分說不出口。我們倆都不願面對那一個可能，寧願相信無論選擇哪一種治療方案都會有正面的結果。我們把醫生、藥物及治療都看成我求生意向的一種表徵，而我的意向是：我要痊癒！

終於，所有必要的決定都確定了。手術兩週之後便開始放療，放療完成兩週後，再接著進行化療。

我的生活也恢復了正常，以我目前的處境而言，可以算是再正常不過了。我辭去工作，接受了大學裡的一份教職，接下來有一整個夏天可以好好靜養。家裡繼續裝潢改建，傑克不想這把年紀還得扛石灰夾板上上下下，所以整個夏天都有一組二到六人的木工在樓上幹活，我們打算改建爲幾間客房，再加上一間大臥室。

邁克也大學畢業了，七月，我的第一個孫子喬丹出世。親眼見證新生命的誕生帶給我筆墨難以形容的快樂。這小子在凌晨四點才出娘胎，讓我充分嚐到化療加上失眠的滋味。

孩子出生兩週之後，他們那個新家庭就搬來農莊與我們同住，要待到邁克找到工作爲止。就業的困難讓邁克備感挫敗，物理系名列前茅的光環並不足以讓他馬上獲得理想中的高科技工作。三個月後，合適的機會終於來到，他們一家這才搬到波特蘭。

那三個月給了我許多的生命體驗。新生兒的到來，讓我不斷見識生命力的堅韌以及人性

〔編註〕癌德星是 Cytoxan 於台灣通用的藥品名。這是作者於一九八三年左右獲得的用藥建議，最新的治療與用藥，讀者仍需諮詢醫療專業人士。

的純眞與美好，我和可人的小孫子之間逐漸建立起十分美妙的連結，孩子們以愛心和支持伴我度過人生最艱難的一段時光。那個裝修之前的閣樓，一度曾是蜘蛛、蝙蝠和老鼠的窩，如今成了舒適的小天地。九月，大學的新教職要開始上工了，我戴了假髮去上課，好遮掩塊狀落髮而裸露的頭皮。

顯然，只要我安排好諸多大小事，生活並不會因爲罹癌而停滯不前。

讓我們回到主控檯

患者在安排自己的治療過程之際，有幾個要點務必注意。首先，患者必須爲自己的康復負起醫療層面的責任。主治醫生固然可以提供專業知識和醫學資源，他們具備知識技能、專業訓練與經驗，可以推薦最佳醫療方案，幫助患者獲得最好的治療。醫生也會監控醫療成效，不斷調整方案，協助患者少受藥物副作用之苦。然而在治療與痊癒的過程中，患者和醫生就像在同一艘船上，而患者在這艘船上的重要性絕不亞於醫生。

與此同時，病人最重要的任務是滋養自身的免疫系統，這是健康的第一道防線，對於正在接受放療和化療的病人尤其關鍵，因爲這兩種治療都會抑制免疫能力，而手術、藥物、身體、心靈或情緒的打擊，對免疫系統都會造成相當的傷害。幸好，患者本人就能夠提高自身的免疫力，而且不用花大錢。醫療很難強化患者的免疫系統（即使研究已經開始往這個方面切入），而這卻是患者本人大有可爲之處。

在第三章，我會介紹幾種增強自身免疫力的方法。但首先，患者必須願意接受治療，而且主導整個治療過程。

每個人都需要回到自己生命的主控檯上。面對癌症這類會讓我們束手無策的挑戰，尤其容易讓人感到脆弱無力。然而，越是如此困境，越需要重拾主控權，而且光是這樣，就足以左右我們的康復大業。

免疫系統是我們抗癌最有力的防線，一旦對生活失去主控感，就會對免疫系統的運作產生難以估量的負面影響。丹佛大學心理學家馬克·勞登萊吉做過一個挺有意思的實驗，證實了無力感對免疫系統影響甚鉅。勞登萊吉和同事對二十四隻老鼠施以微弱電擊，其中一半的老鼠只要轉動自己籠子裡的小輪子，就可以使電擊停止，而另外一半老鼠並沒有主控權。研究人員將這兩組老鼠兩兩配對，只要有主控權的老鼠轉動了輪子，它無助的同伴也能獲得保護，免受電擊。

研究人員發現，無法自行轉動輪子的無助老鼠，免疫水平低於正常值，而會自行轉動輪子的老鼠的免疫系統則處於正常水平。兩組老鼠都有機會免於電擊，但只有一組老鼠能掌控得救的機會。研究人員由此證實，其實電擊本身的影響極其有限，反而是面對電擊的無力感才會削弱免疫系統。〔原註〕

心理學家根據這類老鼠實驗的結果，以及對人類受試者行爲反應的觀察研究，他們相信無力感才是造成憂鬱症的最大殺手。

說眞的，在面對醫生時，患者很難感受到自己有什麼主控權，醫生多半時候站得高高的，身上披掛著醫學權威的象徵：白大褂、聽診器、一副很健康的模樣；而你呢，通常坐在診療椅上，沒穿鞋的兩腳懸空，身上只有勉強遮住屁股的藍色健檢服。你驚恐萬分，任由醫生來去如風。

在罹病、手術、放療、化療等種種令人欲振乏力的治療連環打擊下，一個人是很難感受到他是有主控權的，尤其是隨手一抓就是一大把落髮之時。

你曾經認爲會永遠強壯健康的身體，卻在此時背叛了你。

有些前來探望的朋友，言行中會無意間透露「我覺得你將不久於人世」的心態，這對康復同樣有害無益。像我就碰到了一位好心的同事，她鄭重其事特地前來表達感激，感謝我在專業上給她的幫助，她從來沒有以如此慎重的態度和我談話。當時我倆是在一個學術圈的雞尾酒會裡碰面的，她說趁著還有時間，務必要向我道謝，免得以後沒機會了。聽起來我應該是她這一生意義重大的人，但是，從那次相遇之後，一連好幾年，她不曾聯繫過我。後來我仔細推敲那些善意的話語，言外之意十分清晰：「我想這輩子大概再也見不到你了。」

面對種種威脅自主權的情況，你應該加倍鞏固自己的主控感，讓你感到自己不是一個無助被動的受害者，你有能力應對這些事件，即使表面看來它們都超乎你的掌控。

患者若要爲自己所經歷的一切負責，也許還得冒險槓上醫生。有些醫生不喜歡外行人（就是病患）在他們的專業地盤裡自作主張。西格爾在他書裡建議，如果你遇到這類醫生，

〔原註〕〈因應與免疫抑制之關聯：無處遁逃卻又無可避免的電擊，抑制了淋巴球增殖〉*Coping and immunosuppression: inescapable but not escapable shock suppresses lymphocyte proliferation.* ML Laudenslager, SM Ryan, RC Drugan, RL Hyson, and SF Maier. *Science* 5 Aug. 1983: 221（4610）, 568-570.

那你應該馬上換人。另外，如果你的個性適合，也許可以和醫生來段勢均力敵的君子對峙，好好給醫生上一課，讓他從患者身上學點東西。

對若干乳癌患者的研究顯示，在醫生眼裡最難纏，要求最多，提問最多，善於表露自己情緒的病人，最可能活得長久。心理學家里昂那多．德羅蓋迪針對醫生的調查，發現活得比較長的病人往往跟醫生都處不好。〔原註一〕

心理學家桑德拉．雷薇也發現，同爲乳癌末期患者，能自在表達沮喪、焦慮和憤怒敵意的病人，比喜怒不形於色的患者活得久。雷薇和其他研究人員還發現，相對於沉默寡言逆來順受的病人，好辯且難纏的患者體內有更多的抗癌T細胞（在免疫系統中，T細胞負責尋找並消滅癌細胞）。〔原註二〕

倫敦的研究人員則發現，患者若以戰鬥精神對待悲觀的病情預測，他們的「十年存活率」高達百分之七十五，而那些感到無助絕望或以壓抑態度面對病情的患者，「十年存活率」只有百分之二十二。〔原註三〕

這些研究讓我如釋重負，我知道自己逐漸成了難纏的病人，不再輕易接受醫生的建議。

但無論如何，根據上述研究，我這態度很可能幫我救回自己這條小命。

「接納」心態是後面階段自然而然發生的，而現在，除非你甘心如此，否則你不需要接納別人的看法。不用懷疑，你的醫生一定讀過我前面提到的研究報告，他們心裡非常明白，最難纏的患者往往是最可能活下來的患者；但只要你活了下來，非但是你的成就，也是他們的榮耀。

我跟醫生的拔河大賽

現在我有三個醫生，麥醫生負責手術，羅醫生是放療專家，而鮑醫生是新的主治醫生，

〔原註一〕〈癌症醫療心理學：展望與綜述〉*Psychology in cancer medicine: A perspective and overview.* Derogatis, Leonard R. *Journal of Consulting and Clinical Psychology*, Oct. 1986: 54（5）, 632-638.

〔原註二〕〈長期抑制自然殺手細胞活性之逆境因子與乳癌患者預後的關聯〉*Correlation of stress factors with sustained depression of natural killer cell activity and predicted prognosis in patients with breast cancer.* Levy S, Herberman R, Lippman M, d'Angelo T. *J Clin Oncol.* Mar. 1987: 5（3）, 348-353.

〔原註三〕〈面對癌症，不同心態：戰鬥精神與否認的心理特質〉*Attitudes of cancer: psychometric properties of fighting spirit and denial.* Nelson DV, Friedman LC, Baer PE, Lane M, Smith FE. *J Behav Med.* Aug. 1989: 12（4）, 341-355.

他的強項是血液學，擅長處理癌變和化療造成的血液變化。我喜歡而且信任這三位醫生，但偶爾難免和其中某位鬧得不愉快，在基本原則上各執己見，我們的關係總是在互相尊重和相互挫敗的兩極間來回擺盪。

我問羅醫生是否聽過《再次康復》的作者西蒙頓，畢竟他們同為癌症放療專家，一問才知道兩人原來是醫學院同學。不過羅醫生不太喜歡跟他扯上關係，他給西氏療法的評語是「江湖郎中的伎倆，跟咖啡灌腸一樣愚蠢」，認為西氏療法的見解並不可靠，純粹憑恃患者的心靈和精神力量，根本不足為訓。

我辯駁道：「可是他只將這類技術作為醫療的輔助手段，並沒有取而代之的意思。」

「這有什麼不同？把觀想講得這麼神奇，會誤導患者以為可以免除正統醫療。」看起來羅醫生對另類療法無法抱持開放的心態，這倒讓我挺驚訝的。畢竟他是乳癌治療領域最富創新精神的醫生，最瞭解實際情況，也是最有人情味的，他還常常上電視介紹最先進的乳癌療法。但經他這麼一說，我倒想起來了，他上電視暢談各種乳癌療法時，可從沒提過西氏的正向觀想法。

我曾跟戴醫生提過類似問題，當時他對正向觀想的看法與羅醫生相近。沒想到幾年之後，我卻聽說他與西蒙頓合作進行一個研究計畫，也許是我和許多其他患者對他提出的質疑，促使他願意再給這個療法一次機會。

我向鮑醫生請教營養學方面的問題，他回答得挺模糊，沒什麼內容，畢竟這不是他的強項。但當我告訴他我正在運用心理技術輔助化療時，他愉快地回應道：「很好啊！這類療法反正沒有壞處。」擺明的，只要我繼續用他的藥，其他我愛做什麼，他都不干涉。

在遍尋名醫的過程中，我對醫生有了不少新的認知，常讓我跌破眼鏡：

*醫生的意見會錯（可能不比我少，也就是很常出錯的意思）。
*醫生也會犯錯（機率至少跟我一樣多）。
*醫生不見得認同其他醫生的醫療看法、技術和信念。
*醫生也會改變心意。
*醫生也害怕癌症，因此，他們確實能夠從患者身上學到很多。

說得更白一點，儘管醫生在自己的專科領域受過完整的專業訓練，但面對疾病引發的情緒、心理和靈性課題，他們幾乎一無所知。他們能夠運用科學方法，把統計出來的概括原則套用在具體個案上。但患者不是科學家，思考方式恰恰相反，我們重視親身的經驗，那才是我們唯一的「現實」。總結而言，這兩種思考模式都有其效力，也都有其必要，我們都應該珍惜。

在和醫生打交道時，如果發生了奇蹟，比如原本已被醫生判定無望的患者，卻一直沒有復發，我們必須刻意標舉出來，讓醫生知道。這是極其重要的證據，如果奇蹟能發生在此人身上，也同樣能發生在其他人身上。別以爲「科學好奇心」就等同於「科學客觀性」，只要沒有被「科學客觀性」蒙蔽雙眼，你會看到或聽到許多奇蹟，足以讓我們相信奇蹟其實是無所不在的。

當我決定爲自己的治療負責時，我是這麼想的：我才是那個和自己的身體共處了一輩子的人，我擁有的是醫生在做決策時最缺乏的資訊。一九七九年發病之前，我並不習慣聆聽自己的身體，近幾年才逐漸學會覺察身體微妙的變化，即使症狀尚未現形，我已經能直覺感受到哪裡出了問題；而在我感到漸漸好轉時，我也學著去信賴自己的感覺，無需坐待醫生的認可。我已養成了關注自己的習慣，而且每天都爲自己看診，相較之下，醫生的看診次數可比我少多了，他當然沒法將微小但卻重要的細節銘記於心。

還有誰比你更適合掌控自己的治療？誰是最瞭解你的人？誰最渴望治療成功？誰永遠不會讓你枯等幾個小時，只能翻閱雜誌來打發時間？

好，既然你打算爲自己的治療負責，就得開始忙了。即使你已經不假思索作了決定，或連問都沒問就接受了別人的建議，但重新評估永遠不嫌晚。如果你覺得選錯了醫生，就別怯於換人。目前很多地區，醫生數目已經供過於求，這可是精挑細選的大好時機。

首先，不管你多麼信任主治醫生，若要對自己負責，你還是應該徵詢第二意見，聆聽不同理念、經驗和訓練背景的另一種看法。同時，請記得「第二意見」畢竟仍是「別人提供的一種意見」而已。

既然生命充滿了變數，難以預料，醫生怎麼可能保證「你」一定會如何又如何呢？人間沒有治不了的疾病，包括愛滋病。你可以也應該接受醫生的診斷結果，但無需接受他對病情的預測，不管是病情的預後或前景，請你記得徵詢「第二意見」。如果兩套意見分歧很大，就再去諮詢第三位醫生。醫生並不是智慧和見識的獨家掌管者，所有的資訊和看法都要靠你自己的智慧和見識去研判，得出你自己的結論。

剛接獲診斷「宣判」的那刻，你可能會覺得救命要緊，哪有時間徵求其他意見，更別提要靜下來搜集資訊，再進一步深思熟慮。你也可能覺得情況十分緊急，必須盡快決定，好搶在來不及之前能做些什麼。但說眞的，很少有情況是緊急到需要立刻決定的。花幾天時間，冷靜下來，好好考慮所有可能的選項，這樣做非但不會耽誤治療進程，還會讓你對自己的人生重拾主控感，這對治療結果絕對更有幫助。

其次，在你不斷充實相關知識、遍訪名醫的過程中，你會更知道如何掌控自己的治療，評估各種治療的可行性。只要你去找，你會發現坊間早就有大量的資訊可供參考。要不然走一趟美國癌症協會離你家最近的分處，就能找到專人回答你的問題，還會給你很多實用的小冊子。美國國衛院轄下的癌症研究所也出版了許多手冊，其中尤以食品營養的小冊子最爲實用。〔編註〕

癌症協會和你的醫生都能給你一份癌症支持團體的清單，讓癌症患者和家屬能定期聚會，交流資訊，互相支援，彼此鼓勵。許多醫院也爲癌症患者及家屬提供諮詢或輔導，無妨問問你的醫生或護士，他們通常能幫你找到合適的管道。

也許你和我一樣喜歡閱讀，我在住家附近的公立圖書館找到一整櫃癌症的書，幾乎讀遍了它們。如果除了醫生告訴你的那些事情，你還想知道更多，現在就開始讀書吧。目前幾乎每天都有以癌症治療爲主題的新書出版，我經常會去大書店裡看看有沒有新書，然後推薦給圖書館訂購。

在你遍訪名醫，獲得各家醫療意見，並且惡補了足夠的相關知識之後，你已經可以進入下一個階段：選擇主治醫生。

我有一些癌症病友，他們口中傳頌的神醫既和善，又積極、有愛心、樂於幫助病人，並不吝給予心理支持。奇怪了，我碰上的醫生雖然也頗有能力，又有愛心，可是就沒有一位像他們描述的那麼完美，天曉得這是怎麼回事！有些醫生對我的玄學或靈性療法要不一笑置之，要不嗤之以鼻，大多數則任我自說自話。其中還有一位居然建議我不妨寫一本書，就算無法出版，但對我的心理可能有些療效。爲什麼我老碰上這種醫生，他們老是反對我認爲有用的一切！

直到最近我才意識到，以我的個性而言，他們可說是最適合我的醫生了。從孩童時代

〔編註〕在台灣，讀者也可透過醫院或網路，找到各病友協會的資訊。

起，只要有長輩或朋友懷疑我的能力，我就會痛下決心，要「證明給你看」！他們越是認爲某件事不可能，我就越執意非要做到不可。憤怒會激發我的能量，推動我的療癒。當初，戴醫生告訴我三個月內會再次復發，而且接下來的存活率爲零，那時我就發誓絕對要活得比他久。比起醫生的溫言軟語，憤怒的決心也許更能幫助我康復。

我暗地裡發誓要活得比戴醫生更久的幾年之後，有一次我走出電梯，正巧碰上他走進來，我忍不住回頭看他一眼，他按著電梯的開門鍵，張著大嘴，不敢置信地盯著我。那一刻眞令我飄飄然。

我的個性決定了我會如何挑選醫生，而且顯然促使我選擇那種看起來與我原本想要的類型剛好相反的醫生，就是不幫我、不支持我、不疼愛我的那一型，這些不認同我信念的醫生反而促使我愈戰愈勇。

考慮一下你自己的個性。對於別人的負面預測，你往往照單全收嗎？你是不是特別相信老師、醫生、政治人物這些權威人士的話？如果你是，那你應該找一個可以支持你康復信念的醫生、願意激發你生存意志的醫生。即使你們倆多少會像蒙著眼睛的馬一樣，不管勝率多麼渺茫仍繼續往前衝。但話說回來，對患者而言，確實應該找一個樂觀的，會照顧你也相信你的醫生。

怎樣跟醫生打交道？

選定醫生後，與他的互動並不像表面上那麼簡單。患者通常會想問許多問題，可是醫生面對問題多半有「過度回答」的習慣，除了你不見得想知道的眾多細節之外，他們還會好心地奉送一些悲觀的預測。如果你的醫生有這類習慣，那麼，你得準備好隨時制止他們。

我很欣賞一個正在化療的朋友，當醫生說她的身體功能隨時可能崩潰時，她抬起手阻止醫生：「別說了。我不打算讓你把我嚇死。不管你信不信，我要好起來，我的各項功能會良好運作的。」醫生很有風度，笑了笑，接受了她的要求。後來，她果然康復了。

也許你需要請醫生使用（或者不用）特定的詞彙，因爲語言對你的精神和情緒會產生莫大的影響。

我的情況是：我請醫生不要用「癌症緩解期」這個詞彙。

一些好心人士聽說我完成治療，而且現在已經沒有癌症跡象了，他們往往會問：「你的癌症緩解期持續多久了？」我會委婉地糾正他們：「我不是緩解，而是已經康復了。我康復好幾年了，我相信自己會一直好下去。」對我而言，「症狀緩解」這個詞意味著癌症還會捲土重來。爲什麼我們不願把沒有癌症跡象視爲痊癒呢？就算事實證明你錯了，癌症又來了，那又有什麼損失呢？

西蒙頓指出：「面對不確定，懷抱希望永遠沒錯。」

在做完檢查後，會讓你先穿好衣服再到他的辦公室討論病情的醫生，應該獲得上天由衷的祝福。他這麼做，能幫助你收回主控權，爲自己的人生與作爲負責，而且幫助你更認眞消化醫生的專業說明，使你在醫生面前不再是衣衫不整的弱者，而是能與醫生平起平坐、攜手共創療癒大業的重要人物。如果你的醫生沒這麼細心，你還沒下檢查檯，他就開始講解病情和治療計畫，不妨請他稍待片刻，等你穿好衣服坐定了再繼續談。你也可以要求醫生，請他開放給正在候診室等待的配偶、兒女、父母、朋友一起加入你們的討論。

我的經驗是，如果討論的主題攸關我的小命，傑克總是比我更能夠客觀聆聽，並提出中肯的問題。雖然這對他並不容易，但四隻耳朵總比兩隻耳朵好，兩個人也比一個人記得清楚。事後，我會和傑克一起回顧並討論整個談話過程，理清各自的記憶和理解。

排山倒海而來的資訊和統計數字可能會嚇壞不少人，但也許你和我一樣，喜歡對自己面臨的處境追根究柢，盡可能找到答案爲止。回答病人的詢問是醫生的職責，只要你需要，你有權要求他們提供完整的治療資訊，讓你能掌握下一步。如果醫生太忙，無法給你滿意的答覆，就去問護士；如果護士回答不了，去問癌症協會；如果他們也語焉不詳，那麼加入他們推薦的癌症團體；繼續問下去，直到你得到答案爲止。

但是，請務必記得，絕對不要死抱著醫療人士的答案不放，這些專業意見只能作爲參考。醫學上所謂的「標準答案」多半來自臨床經驗的結論，倘若將群體機率直接套用在獨特的「你」身上，在我看來，這種做法常常差之毫釐，謬之千里。

即使臨床試驗在受試者身上得到百分之百的同一結果，「你」也不見得必然和其他人一樣，尤其在你學會拒絕負面預測之後。

說眞的，每當我想向醫生提問之時，他那種異常忙碌的狀態，還有診間外頭等候的那一大群人，常讓我怯於發問。要是他看起來已經不太耐煩，或只用三兩句話就想打發我，那種時刻，我原本的問題要不忘了大半，要不就是放棄繼續追問下去。所以我建議患者先寫下各項問題，甚至無妨事先排練一下。我還發現，如果事先預告「我有一長串問題要詢問」，再拿出清單，醫生比較願意撥出時間好好聆聽及答覆。對了，最好先打電話請護士多安排十五分鐘的提問時間，如果你的問題很多，不妨多預約三十分鐘。

在你寫下問題清單時，不必咬文嚼字，只要是與你切身相關的問題，別管傻不傻氣、有無價值，你本來就有提問的權利，也應該要求他們認眞答覆。對你而言，感受到自己依然有主動要求的能力，而不是被動無助地等待答案，這點是相當重要的。如果你擔心副作用或症狀，就問吧。全世界只有你知道自己的情況，如果你不開口求助，誰幫得了你呢？

我偶爾也會就近借用大學醫學院的資源，打電話請教他們的專科醫師。我是透過一位間接的朋友，她是醫學院的護士，我先打電話給她，問她有哪些醫生可以讓我請教簡短的問題。在經過醫生們同意後，她給了我好幾個名字和電話號碼。我通話時，必會先提醒醫生，我就是那位護士曾跟他們提過的某某某。尤其在我發現第二意見的重要性之後，只要是我自己的醫生不願回答的問題，我一定會積極地爭取向其他醫生就教的機會。

很簡單，只要打電話約時間就對了，記得要說你需要至少半小時，並且聲明你的目的是要徵求第二意見。與這些專家約診，也許一小時就得花上幾百美元，但他們的專注診斷和專業知識，會讓你覺得這錢花得值得。而且，有許多的健康保險同意爲第二意見買單。

當你得到答案後，記得這只是一個人的意見，就算有專業經驗、訓練和研究資料作爲靠山，但給意見的人其實並不瞭解「你」，而且也不是沒有誤判的可能。治療癌症不僅沒有統一的標準答案，就算把範圍縮小到某一種癌症，不同的專科醫生也未必有共識。

我由自己的慘痛經驗學到了一件事，那就是永遠不要問：「醫生，我康復的機率到底有多大？」

這是個沒人能回答的傻問題，因爲機率可能是百分之百，也可能是零，而你的機率絕大部分只操之於「你」。至於那些根據統計資料做出的預測，讀一讀無妨，但它們跟「你」沒有實質的關係。

如果你像我一樣，親口聽到你的存活率不到百分之五，那麼，就把自己放到這百分之五裡吧。那百分之九十五沒活下來的人，可能只是不瞭解自已本身就有掌控病情發展的能力，也可能是他們心中早已暗藏著求死慾望，或許是統計資料本身並不可靠，也可能還有很多不明因素。無論如何，這些數字對「你」能否康復毫無意義，只因你康復的機率絕不是臨床試驗說了算，也不是醫生或統計數字能決定的。

激發你對康復的渴望

在你做完資料搜集歸納的功課，並選定治療方案之後，除非你覺得用藥後情況不對勁，否則就不要再花時間提問了，到了這階段，只需全力關注自己的心理和靈性的成長，激發內心對於康復的渴望，不要老讓那些令人不安的負面預測干擾你的痊癒過程。

化療一年之後，我的身心狀況相當良好，非但沒有絲毫癌症的跡象，而且我十分有把握自己能克服癌症。在一次複檢中，我問了鮑醫生一個問題。即使這個問題對我而言很簡單，但我還是把它寫下來，並且預演了一下：「長期化療對我的免疫系統會有什麼影響？」

我從書裡得知，每個人其實都有癌細胞，是靠著免疫系統不斷在體內搜尋、攻擊、消滅這些癌細胞，它們才不致坐大；然而，免疫系統若因壓力、衝突、悲傷、痛苦或疾病而削弱，癌細胞就會開始猖狂。那麼，要不要考慮化療藥物對免疫系統的影響呢？如果醫生在摧毀癌細胞的同時並未保護有用的細胞，負責第一線戰鬥的免疫系統會遭到什麼命運？

那一天，我穿著短健檢服坐在檢查檯邊上，鮑醫生則穿著白大褂戴著聽診器，站在靠近門的位置，我很熟練地提出這個問題：

「長期化療對我的免疫系統會有什麼影響？」

現在回想起來，我可以感覺到那個問題正中了鮑醫生的「要害」，他認爲化療是我僅存的一線希望，而且總擔心我會選擇中止化療。目前的治療是他能爲我做的一切，而我竟然開始質疑。

「你要明白，」鮑醫生又開始給我上課：「現在情況危急，我們希望化療能幫你支撐下去，在這種非常時期，化療對免疫系統的影響實在不算什麼。」

我不放棄，繼續鑽下去：「但那三個研究都說，像我這種病情的患者有百分之五活下來了，我要成爲這百分之五。」

他反駁我：「那些活下來的病人復發面積多半都很小，而你的復發面積卻大得嚇人。」

接下來談什麼我全忘了，只記得很快就結束了，因爲還有其他病人在等。我離開診所，一路開長途車回農莊，心情既驚且懼。是啊，這些話我以前都聽過的，聽起來不就是「零機率」嗎？這回我鼓足勇氣開始爲自己的治療負責，對自己的最終康復和長壽充滿期待，然而，這次的對話卻像一記重錘，擊垮了我好不容易建立起來的信心。

沿途，我對新春的一片嫩綠景象、霧氣靄靄的山谷、七彩的天空全都視若無睹，我的心思四處飛竄，一下想到葬禮該怎麼安排，一會兒又想起遺囑。我破口大罵老天爺，又忙不迭地道歉，然後詛咒許願夾雜而來。我哭了，臨終床邊的場景在腦海自動上演，我心想究竟要留給孩子們什麼遺言才好。這一路我忙得很，取消了夏天的計畫，不斷和老天爺討價還價，希望祂回心轉意。開到最險的那一段山頂路時，甚至還想衝下懸崖一死了之。到後來，哭累了，也罵累了，這陣子逐漸熟悉了的平安才再度湧現。

回到家，我努力表現得勇敢堅強，走進廚房，傑克已經在等我了。他問我：「治療怎麼樣？」我卻連一句話都說不出來。

等到我能講出發生了什麼事時，心情已經平靜了些。傑克靜靜地看著我說：「就在幾小時之前，你還是一個自信、健康有活力的人，現在卻突然開始等死？怎麼了？就因爲醫生說了那些話？」

傑克跟我說了另一些話，他提醒我，這療癒的途徑可是我一步一腳印走出來的！我和他內心都很篤定，相信我已經擺脫了疾病的陰影，我們回顧一路走來的痊癒之旅，我是這麼的努力不懈，堅拒醫學圈子的駭人推測，還訂了這些康復及長壽計畫！

在我恢復理性，拒絕胡思亂想出來的幻相之後，陰影逐漸褪去，還原一切眞實面貌。是的，我才是最深知自己健康的專家，那些醫生不是。我一天二十四小時和我的身體在一起，情況的好壞只有我最清楚，而他必須在每次複診時重讀我的病歷，才記得起我的狀況，況且我的康復計畫和最即時的身心狀態並不在那張表上。嗯，現在可以吃晚飯了。

第二天早上醒來時，我再度感到喜悅和活力，我的狀況顯然不錯。傑克要我答應他不再向鮑醫生任意提問了，現在我體內的自癒力運作良好，我們不想讓他的負面預測抵消這一切，反正鮑醫生遲早會明白，他那些預測對我沒用。現在已過了提問階段，我們早已搜羅了該有的資訊，而且深思熟慮，現在要做的就是專心讓自己康復。

在治療過程中，邀請醫生發揮他們的醫學專長，但絕不允許他們越界，這就是我學到的「保持主控權，爲自己負責」。我覺得，必須讓鮑醫生瞭解我的感受。他的不易親近、忙碌的日程表，和他相信的那一套，都令我卻步再三。在下次治療來臨之前，我寫了一封短信給他。我找了一張卡片，上面的圖案是，一隻很小很害怕的老鼠，畏畏縮縮地站在一隻大象舉起的龐然大腳下。

在卡片上我是這麼寫的：

這就是我每次在你這裡聽到那些統計預測後，回家時的感受。但我還是會打起精神，用一隻非比尋常的老鼠的故事來鼓舞自己。我念研究所時，聽一位同學說起他的一個試驗：一群老鼠被打了鎮靜劑，丟進水缸任其游動，到無力再游而開始下沉時立即把老鼠救起來，學生們必須記錄每隻老鼠在獲救之前能在水裡奮力游泳的時間。按常理來說，記錄下來的數據可以畫成一條均勻而對稱的鐘形弧線，也就是「常態分佈曲線」。

直到出現了一個特例。

一隻老鼠被丟進水裡，然後牠游啊游啊游啊，一直沒有停下來。令觀察的學生吃驚不已，因爲他們優雅的「常態分佈曲線」被這隻老鼠的「非常表現」打破了。

最後，按捺不住之下，一個學生把手伸到水缸裡，將那隻老鼠按到水底壓住。這隻老鼠的資料不列入記錄，曲線於是又恢復了「常態」。

我要說的是，我選擇您作爲我的主治醫生，是因爲您告訴我「每個病人都是不同的個體，統計數字不見得適用於活生生的個人」。這個觀點對我非常重要。當您看到我時，請把我想成這隻正在快樂地奮力游泳的老鼠吧。我就是那個特例，讓我們一起幫這隻老鼠快樂地游下去吧！

鮑醫生看了那張卡片之後，雖然沒說什麼，但他從此再也不用統計預測嚇唬我了，而我也不再以那種帶有預設立場的問題陷他於不義。

調理治療期的身心不適：觀想

罹癌以前我從沒想過，原來接受治療是這麼不由自主而鬱悶的事。無論晴雨、身體舒不舒服、心裡情不情願，整整兩個月，每週五天，我必須乖乖地前往地下層的放療室報到。技術員會幫我在需要照射的部位做好標記，然後把我固定在一塊硬板上，推到那架看起來不祥之至的機器下方接受幅射。看著醫生和護工們避之唯恐不及地躲到厚厚的隔離鉛牆後面，很難相信這種治療對我的康復會有好處。

接下來是化療。月復一月，年復一年，我準時向那尖尖的針頭報到，而且還要努力讓自己不去想那針筒裡的液體其實是一種毒藥。每次五個星期的治療週期結束時，我心裡就鬆一口氣，更暗自期望測出來的血球數值能再低一些，好讓下一個治療週期再往後延一週，我就能多出一個星期的「假期」。但是，化療似乎永無止境，我感覺這輩子快和靜脈注射筒綁在一起了。化療之後，頭髮逐漸脫落，非但髮質愈來愈像乾枯稻草，還東一撮西一塊地大把大把掉，我整個人看起來就像中年還在追星的搖滾龐克族，真沒想到原來我這麼介意外表。

在治療期，我非常需要找到一種方法，重拾自己的主控感。

對我而言，治療的副作用似乎比癌症本身更可怕。既然幅射和劇毒藥物會殺死體內的癌細胞，那麼，其他的健康細胞能倖免嗎？答案很明顯，不是麼？健康細胞在分裂繁殖之際，和癌細胞一樣全被殺掉了，包括胃黏膜細胞（所以會噁心）、毛髮細胞、血球。治療之後，紅血球和血小板的數量隨著白血球急劇下降。

我從《再次康復》這本書學到了意象、肯定語和觀想的作用。這些技巧雖然沒有治癒癌症，我也不再相信它們有治癌效果，但我還是樂意用它們來處理放療和化療的副作用。

癌細胞並不像我們想像的那麼頑強有力，事實上，它們不堪一擊。我把身體裡的癌細胞觀想成煮熟的麥片，軟綿綿糊答答的灰白一團，完全不是放射線和藥物的對手。在我的觀想裡，化療藥物瓦解癌細胞之後，X光就像是雷射，把那些麥片糊通通蒸發了。

我依然擔心這種治療對健康細胞的影響，尤其是免疫系統，它全靠血球細胞發揮效用。治療會破壞我的免疫系統嗎？我自己必須強壯起來，所有的健康細胞必須全員上前應戰，才能抵抗得了癌症。都已經躺在那直線加速器下吸收幅射了，我還止不住恐懼和擔心，但我明白，這種心態無法幫助放療發揮作用。

我自己發明了一套對付放療的方法：在治療之前，我試著冥想，讓自己進入平靜的狀態，或者和等候室裡的其他病患聊聊，安撫他們一下，甚至開開玩笑，對我也非常管用。在護工把我抬上治療檯，定位機器，離開房間的幾分鐘裡，我則閉上眼睛做正向觀想練習。

首先我對體內的健康細胞說：請放鬆，緩下來，不妨打個盹，停止分裂。然後想像療癒之光（我選的是綠光，每個人可以選擇自己心目中象徵治療的光色）傾瀉而下，由頭部流遍全身，直到整個胸腔滿溢綠得發亮的療癒之光。我繼續觀想，讓綠光保護著健康細胞，而放射線只找得到癌細胞。我會在心裡一直留著這幅畫面，直到當天的療程結束。

化療每次療程需要一個小時，我的觀想很難全程持續，所以要採用不同的戰略。在等候室裡，我會嘗試冥想，有意識地放鬆自己。開始靜脈注射那一刻，我會默默對健康細胞說：「趕緊藏身，不要輕舉妄動。」我讀過生物回饋的研究報告，知道人類可以透過心念減緩心跳，升高或降低體溫，甚至改變細胞活性。所以，這樣的練習並不是無聊的把戲而已。我還會對癌細胞喊話：「動起來，你們這些混蛋！」

我無法證實這些策略是否眞的影響了我的治療效果，但我知道，比起先前放療與化療時的恐懼、驚慌、抗拒和懷疑，至少我的感受好多了。我直覺地認爲，患者若能不抗拒治療，甚至樂於接受，療效一定會更好。任由恐懼泛濫，結果只會帶來壓力，讓腎上腺素激增，反而使生理系統和細胞加速運作，更容易受到治療的傷害。

對我而言，除非找到了掌控治療的方法，否則我很難成爲樂於接受而毫不抗拒治療的病人。與我的健康細胞對話，觀想此刻在我體內發生的事，這個方法非常適合我。在等候室時，冥想能幫我調整好心態，讓我平靜下來，在治療室大門開啓時，不再受到焦慮的折磨。

接受放療和化療的人都會有副作用，只是輕重不同而已。値得慶幸的是，我的副作用相當輕微。我很少有嚴重噁心的後遺症，不舒服的感受一直都有，但我已經習慣，因而不會受到太大影響。我會掉髮，不過繼續治療幾個月後，頭髮又再長出來。雖然醫生警告過在放療和化療期間很容易受到感染，但我只有一次，是在洗牙之後發生的。疲倦無力倒是個問題，但卻給了我一個藉口，對額外的工作說「不」，這是我過去老開不了口的。

自我應驗的預言

所謂「自我應驗的預言」，是指當事人早先對情況作了一個誤判，由此誤判啓動了一個行爲，而這一行爲又使原來的誤判儼然若眞。自我應驗的預言可以鞏固原始的錯誤，預言者會引用這一連串事件，證明他最初的觀點是正確的。〔編註〕

爲了在治療期間調理身心，並打下康復的基礎，認識「自我應驗的預言」這個現象對我幫助很大。梅頓是發現這個現象並提出明確定義的學者，這麼多年來，他的發現已經得到了眾多心理學家的認可與證實。瞭解這個現象之後，我們會發現人心「無中生有」的本事確實不可思議，不只是美夢能夠成眞，就連噩夢也一樣。

〔編註〕出處爲梅頓（Robert K. Merton）的著名論文〈自我應驗的預言〉*The self-fulfilling prophecy.* Robert K. Merton. *The Antioch Review*, Summer, 1948: 8（2）, 193-210.

對我來說，即使別人不看好我的康復，我也絕不讓這些負面信念進入我內心。我會用鼓勵和希望的語言，以及對康復的期待，取代負面語言和悲觀的預測。這絕不是一廂情願的正面思考，而是更深入地從根本來重建自己的信念體系，重新架構我對外界的反應模式。如此，我才不致糊裡糊塗地淪爲「自我應驗預言」的祭品。

我在接受治療的過程中，遇過不少醫生和癌症患者。我發現，在癌症圈子裡，「自我應驗的預言」幾乎無所不在。我和某些患者有過幾次令人沮喪的對話，通常都是這樣的：

我：「您患什麼癌？」

病人：（乳癌、骨癌、前列腺癌、結腸癌……等等）

我：「那你感覺怎麼樣？」

病人：「不太好。醫生說我只剩下一年好活了。」

我自覺有責任爲絕望的患者打打氣，所以有時候會反駁他們：「醫生怎麼敢如此肯定呢？不是有很多癌症緩解的病例嗎？患者不也有自我療癒的系統和求生意志嗎？一個人的存活機率怎麼能任由別人的統計資料來決定？」

我得到的回應幾乎一面倒，真是令人沮喪。即使醫生的預測會要他們的命，大部分人對我的多管閒事，第一反應是憤怒，絲毫不願鬆動自己的信念，更別說是質疑那些想法了。他們會激烈地反駁，列舉更多證據來證明他們的病確實無藥可救了。「我要死了，醫生說我快要死了！」也許這是在眼前的一片茫然中，唯一可以讓他們感到明確的事，他們不願意爲了微乎其微的痊癒機率，放棄自己唯一的「安全感」。

這些患者會按照醫生的時間表「準時」去世，證明醫生的預言正確無誤，並在統計資料裡又添上一筆支持醫生看法的佐證，用來預測以後的癌症患者的命運。

我逐漸發展出一套新的理論，同樣能夠合理解釋當今的癌症死亡率，比起時下的種種說法毫不遜色，我的理論是：

許多人相信癌症是絕症，更明確一點說，很多醫生相信癌症是絕症。他們有統計資料作爲後盾，判定癌症患者的死亡率高於百分之五十，並且隨時隨地向患者傳遞這一信念，或許無心，也可能是有意爲之；我的醫生會以各式各樣的行爲模式，向我透露他們內心的信念。

有些醫生從不踏進檢查室，他們無論是說話的口吻、從不正視患者，甚至答覆問題時假裝若無其事等等的態度，在在表明了他們絕不越雷池一步。這類醫生會小心翼翼地遣詞用字：「乳癌是一種潛伏的惡性疾病。」這句話的意思是：「就算這病現在還沒要你的命，遲早會的。」

只要你問及存活機率，醫生的信念就有機會轉爲鐵口直斷：「你會死於這種病，因爲百分之幾跟你得了同一種病的人，最後都死了。」

在焦慮又絕望的患者耳裡，醫生所傳達的每個資訊都能挑動最敏感的生死神經。他們聽得出醫生每句每字的弦外之音，即使無法精確重複醫生的話語，但他們心底是雪亮的，知道醫生的意思正是：他們眼前只有死路一條。

一旦醫生的預言在患者心中生了根，創造出負面的預期心態之後，患者開始繞著這個期待，重組自己的想法、心態和行爲，並任由信念的力量影響身體，就這麼原地打轉，爲自己量身打造出一個「惡性循環的牢籠」。

有一個現象非常弔詭，雖然百年以來癌症治療已有了顯著的進步，但癌症死亡率的統計數字卻從未明顯下降。要解釋這個現象，一個很可能的理由是，我們對於癌症的信念和心態

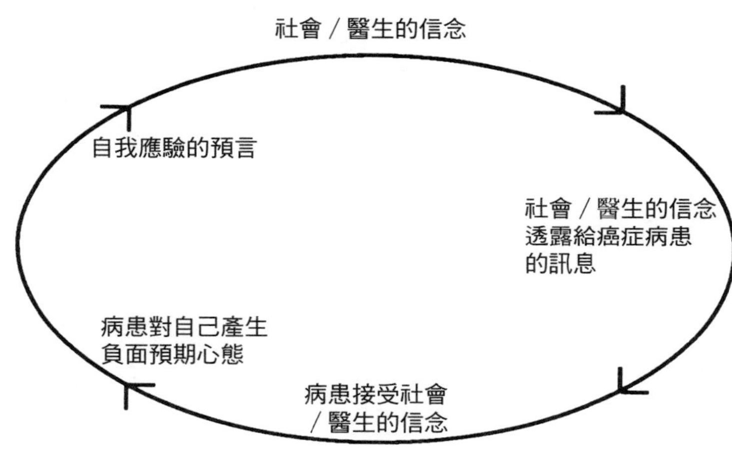

自我應驗預言的惡性循環

從沒改變過。倘若患者甘願接受這些信念，而且從不質疑，最後的確極可能死於癌症。

不管未來發展出多麼先進的治療方法，除非那種方法也同時徹底扭轉了世人對癌症的信念，否則癌症的死亡統計數字仍會居高不下。

我們每個人在生活中都曾體驗過「自我應驗的預言」，科學界也提出不少的研究實證，確認這種效應的影響力。普林斯頓大學的愛德華．鐘斯教授在《科學》雜誌發表一篇回顧總結性的論文，整合了一系列稱之爲「歸因試驗」的研究。在這系列研究中，研究人員安排兩組受試者，一組負責唸稿，另一組則負責判斷對方的政治立場是自由派還是保守派；結果發現，即使唸出的稿子內容是由受試者按鍵所選定的，後者依然會因爲對方所唸出的臺詞，而判定對方的政治立場。

另一個試驗是請男性受試者打電話，結識陌生女士。其實男士打給哪位女士的組合是隨機安排的，但研究人員會假造一組資料，誘導男士以爲他的電話交友對象是漂亮的或是相貌平平。倘若男士認爲通話的對方是漂亮而有魅力的女士時，他的口吻會明顯友善得多。至於女性的反應呢？她們在與認定她們漂亮的男性通話時，會表現得鎮定自信，但與認定她們其貌不揚的男士交談時，則明顯表現出緊張和不自在。〔原註一〕根據這個試驗，研究者認爲，觀察者會根據自己的期望而作出反應，而他的對象也會因觀察者的期望所衍生的行爲模式而大受影響。

鐘斯還說：「不太合理的是，觀察者會把自己在對方身上引發的反應當眞。」而且觀察者通常會繼續根據自己的信念和期望，來解釋對方的反應。舉一個跟癌症患者比較貼近的例子來說，要是某個患者反對醫生「癌症必死」的觀點，醫生很可能會認定這個患者正處在逃避和否認階段，而且會強烈建議，爲了患者的心理健康著想，病人最好去接受心理輔導，以便邁入面對死亡的下一階段。

如果你剛好是教育工作者，一定聽過以下這個「比馬龍」試驗。在這項試驗中，老師們各自被指派去教兩組程度相當的學生，研究人員會告訴老師們他們所收的學生資質不同，有些老師會「知道」自己帶的都是學習成績差的學生，其他老師則認爲他們帶的是好學生。試驗結果是，第一組學生的表現低於他們的實際水準，而第二組的表現則發揮了超常的實力。由於學生和老師都不知道這是個試驗，結果證明了期望和自我應驗預言的威力。〔原註二〕

還好，我們還有機會打破這個「信念→期望→信念→期望→實現」的迴圈。患者嘗試破解的意願越強，存活機率的統計資料就越有機會上升。

要打破這個迴圈而永久改變系統，請見下頁圖示。

由這個「自我應驗預言的療癒循環」圖可知，病患必須勇於拒絕所有負面的預測，無論這些話語來自親友或醫生，無論它是針對治療的效果、疾病的下場還是個人的存活機率，一概拒絕這些負面預測，正是爲治療負責的重要關鍵。你可以要求醫生不要用某些令你害怕或

〔原註一〕〈詮釋人際行爲：預期心理的影響〉*Interpreting interpersonal behavior: the effects of expectancies.* Edward E. Jones. *Science* 3 Oct. 1986: 41-46.

〔原註二〕〈教室裡的比馬龍效應〉*Pygmalion in the classroom.* Robert Rosenthal and Lenore Jacobson, *The Urban Review*, Sep. 1968: 3(1), 16-20.

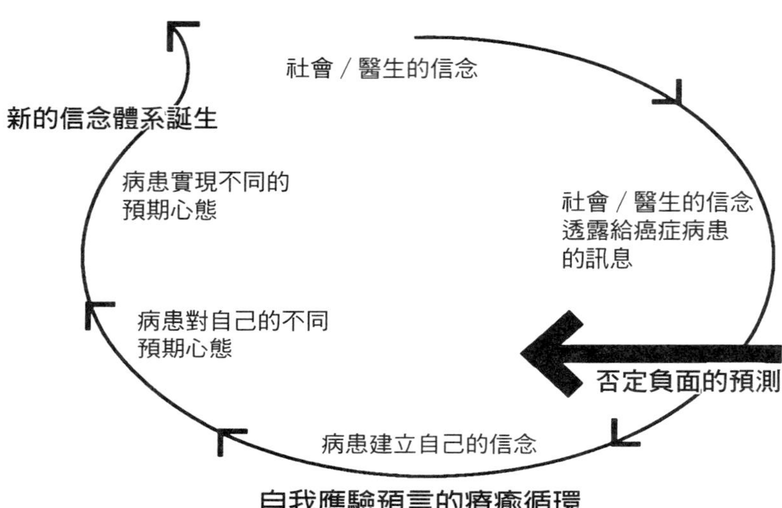

不舒服的特定詞彙，例如「癌症緩解期」，這個詞通常意味癌症的消失只是暫時的。如果醫生不願使用「痊癒」這兩字，不妨請他改說「無癌症跡象」。還有，請他不要再用「目前看來」這類口頭禪了。

或許把難聽話說在前頭就更不容易失望，不過我們在使用這類負面語言時，往往會把一些還不確定的事說得跟真的一樣。所以，如果想避免這種陷阱，不妨跟身邊支持你的家人和朋友約好，用其他詞彙取代負面語言。儘管這個約定乍聽之下看似無稽，但我很清楚，我的大腦會根據它所聽到的話語作出反應，尤其是出自於我自己嘴巴裡的話；就好像整個宇宙都在認真聆聽我的每一句話和每一個念頭，而後傾全力完成我的願望。

爲此，如果預測是「百分之五的存活率」，我會在心裡自動改成「我有存活的可能」。無論何時，只要腦海裡冒出令人心驚膽跳的數字，我就會換個更有希望的說法，並對自己重述一次。既然兩種說法都言之成理，我們大可選擇正面的自我應驗預言，在我們走向康復的路上往前推一把，而不是洩自己的氣。

掌控你的治療過程，本身就是持續不斷對自己負責的一個歷程。一旦治療安排妥當後，你可以將心力放到更重要的事情上：調理你的免疫系統、應付治療的反應、防止癌細胞死灰復燃。如果你想要比健康更健康，完完全全地康復，你必須留意那些會影響免疫系統的因素，好好照料它們。科學研究已經證實，人的生活型態、情緒念頭和飲食習慣都會影響免疫細胞的「活性」，所以，從此刻起，你必須爲自己的生活方式負起完全的責任。

3 三部曲：改變生活方式

農莊生活

寫這本書時，我和傑克住在俄勒岡海岸山脈的農莊，這兒多雨，雪松和冷杉常年披著淺綠的苔蘚，夏天來臨時，森林道路旁就是滿坑滿谷的美莓果、黑莓和刺莓。我童年的家就在這農莊西邊五十哩外，那片位於海邊的球莖花田也有同樣的風景。眞沒想到，我在外面的世界繞了這麼大一圈，此刻又回到了相似的起點。

那時，小小的家擠滿了五個孩子，廚房那張橡木圓桌是家庭生活的核心。每到吃飯時間，母親總會鋪上一塊漂亮桌巾，晚餐擺滿了我們自己烘焙的麵包、自製的奶油、果醬，自家產的牛肉、豬肉或雞肉，自種的新鮮蔬菜，還有牛奶、蘋果派以及塗滿鮮奶油的草莓酥餅。望著桌上琳琅滿目的食物，父親總會心滿意足地宣佈：「除了麵粉和鹽以外，桌上每一樣東西都是我們『自家品牌』。」偶爾，父親甚至會花時間琢磨自製鹽和麵粉的方法。只可惜海邊太潮濕了，小麥無法生長。

從我有記憶以來，孩子們都必須到農莊幫忙。所有孩子中，就我對農活最沒興趣。每當其他人踩著泥濘種植水仙花球時，我總是央求父母讓我以打掃屋子或烤麵包來代替。但春天時，我從不錯過爲水仙花「摘帽」的活兒，摘去奶黃色的花冠，好讓整株植物的生長力匯入我們要賣的花球裡。顯然我的心早已知道，兒時彎腰流連在水仙花田裡的回憶對我會有多麼重要，從那時起，這景象已牢牢刻在心版上。現在，只要閉上眼，彷彿就回到了童年看花時的個頭，明媚日光蕩漾著滿目的奶油黃，從眼前一路延伸到天邊，無邊無際。

我的父母可說是恪遵新教徒工作倫理的溫良典範，在俄勒岡的海岸經營小型家庭農莊絕非易事，若不兢兢業業地勤奮工作，根本無法維持。儘管生活壓力不小，但對愛幻想的孩子來說，農莊仍然是一個再理想不過的遊樂園，他們有充分的時間去發掘那些可以讀書、做夢和躲藏的好地方。沿著屋旁的斜坡走下來到斯基帕農河畔，就有一個這樣的好去處，赤楊樹林蔭覆蓋，光影斑駁，苔蘚鋪滿了一地柔軟，帶給我無比的寧靜與安詳。

炎炎夏日熱浪來襲時，我會在馬路對面的樹林裡撿拾樹枝，倚著巨大的冷杉，搭建足以讓我納涼的小小基地，冷杉樹幹是小屋的框架，松枝作屋頂，再鋪上一層苔蘚當地毯。小屋裡非常陰暗，但那時我已經學會怎麼在暗處讀書了，每晚過了就寢時間，我會點上蠟燭或摀著手電筒的微光繼續看書。這美好的時光持續了好一陣子，直到有次我試圖護著燭光看書時，引發了一場小小的火災，惹來了母親的種種防備措施，美好日子才宣告終結。

農莊的步調緩慢，我對外頭的生活充滿憧憬。在農莊，無論是寒冷潮濕還是熱得塵沙飛揚，我們的生活全繞著花卉的球莖團團轉，要不忙著種下花球，不然就趕緊採收。這種時候，我總是一邊幹活一邊做夢，想像自己會有截然不同的未來，並以此自娛。每到週六，我會到鎮上的圖書館借五本書——這是館裡借書的上限。我在書裡發現了不同的生活樣貌：女偵探、記者、間諜、大城市醫院裡的護士，還有紐約、巴黎、遠洋貨輪。

我的母親直到五十多歲才有機會上大學，所以她早就暗自決定要讓家中的每個孩子都接受大學教育，我當時也看得出大學是我脫離這個偏遠村落的唯一途徑。

步步高昇

在五〇年代，就算是滿腔抱負和夢想的年輕女孩，在《仕女居家雜誌》、《好管家》和高中家政課長年薰陶之下，也早已意識到社會對女性的普遍期望——十六歲上專科，十八歲結婚，十九歲做母親，所以到二十二歲獲得教育學位時，我已經有了三個孩子。

教了三年書之後，我抓住一個機會與一位設計教學電腦系統的專家合作。我負責撰寫程式、出售電腦、培訓教師和編寫課程。

不久之後，我爭取到了一個由聯邦政府出資的電腦教學計畫，這讓我興奮不已。

我的第一段婚姻跟不上我事業的進展，很快就無疾而終了。我和孩子們搬到波特蘭，在一家顧問機構擔任資深研究員。妹妹搬來與我們同住，幫忙照料孩子和家裡。如此，必要時，我才可能出差旅行。

三年後，爲了攻讀博士學位搬到愛荷華州，在那裡我再婚了。拿到博士學位之後，我們又回到了俄勒岡州，在之前同一個顧問機構繼續工作。沒多久，我被派往阿拉斯加，負責從州教育廳標來的全州通訊專案。我熱愛這份工作，每天都有設計工作可忙，還要解決人事問題，這種日子既刺激又有挑戰性，我一直以來的夢想似乎成眞了。

可惜好景只持續了一年半，州政府指派一名新主管來監督我們的工作，而這個人老是看我不順眼。眼見我們的矛盾日漸激烈，我試著化解卻無濟於事。他想要全權掌控，我也是。以往運作順暢的企畫案，如今一波三折，障礙重重。我不想放棄，嘗試各種方法來贏得他的支持，但所有努力都得不到正面回應。

沮喪和焦慮開始在心裡糾結，我夜裡久久不能入睡，凌晨三四點又常常驚醒，不停地反覆思量那些衝突的細節，試圖權衡輕重好找出法子來解決。一整晚折騰下來，到了該上班時，我早已因爲睡眠不足而疲倦異常，不只反應遲鈍，還心浮氣躁。眼看這麼下去實在不是辦法，我只好選擇放手，搶在被難堪辭退之前主動離職了。

我回到波特蘭，新的工作只剩一個小專案。過去在阿拉斯加時，我帶領十五人的團隊，如今卻只能孤軍奮戰，別說手下無兵，就連個秘書都沒有，一切都必須重新來過。消沉和憤怒在我心裡蔓延開來，我忙著痛恨自己和眼前的處境，把丈夫晾在一旁置之不理，他很自然地疏離了，而我卻因爲苦苦陷在自己的煩惱裡，完全沒留意到家裡有任何異樣。

飛黃騰達

活著，有比往前衝更重要的東西。

——甘地

多年以來，我的人生目標就是要成爲標準的成功人士，擁有美滿的家庭，登上一個又一個事業巔峰；我才不會跟自己說財富、權力、名聲一點都不重要。當時，我的公司專門承包政府和機構的標案，我們多半低價得標，以至於經常陷入人少事多的窘境。每次出差，我會盡量預訂夜間航班，不只是爲了便宜，主要是下了飛機還可以有一整天的時間工作。儘管我已經把行程排得如此緊湊，爲了盡力趕上那幾乎不可能的交差期限，我還必須在飛機上加班衝進度。

工作時數超長，總是在追趕截止期限，加上二十年頻繁出差，那種生活終於讓我工作與致全失。在阿拉斯加事業受挫，婚姻再度失敗，癌症發病，我還有什麼理由不停下這個匆忙的生命腳步？刺激而充滿挑戰，卓然有成的金色年華，轉眼之間就這麼褪了色彩。看來，該是重新評估我的人生的時候了。

二十年來，我從未眞正卸下行李。習慣了長年四處飛行的生活，我準備了兩套化妝品、吹風機和牙刷，其中一套在行李箱的小包裡，要出門時隨手一拿就走。我有好幾個兩輪不銹鋼手推車，就是上面有鋼條和彈力繩可以固定幾個旅行包的那種。不過，我買的那一款總是在我正匆忙轉機時出狀況，要不是旅行包從推車側面擠落，就是推車輪子在旅途中壞掉。幸好，略有規模的機場都會賣小型手推車。後來，觀察空服人員打包行李的方式，我總算找到了有結實大輪子和強力拉繩的推車。

每個大型機場的服務設施，我都瞭若指掌。我知道哪裡可以買到郵票、食物、書籍和冰淇淋，而郵筒、提款機、影印機和坐式電話亭又在哪裡。若航班出現狀況，不得不滯留某個陌生機場時，我也總有辦法連哄帶騙地擠上一班已經客滿的飛機。

我學會如何適應時差，調整旅行計畫，應付班機誤點，適應陌生的城市和旅館房間。飛機上通常不是太熱，就是太冷，爲此我織了一條寬大柔軟的毯子，把自己舒舒服服地包裹起來，我還穿自備的軟拖鞋。趕飛機時，我穿平底鞋；只要可能，出差時我都穿牛仔褲，但打從發現衣著考究，機票上有「博士」頭銜的人更有機會升等到頭等艙之後，我就改變了自己率性的穿著風格。

即使上了飛機，我也沒停止過工作，這裡至少沒那麼忙亂，我更能專心跟上辦公室裡緊湊的工作步調。鎖在三萬呎高的機艙內，沒有電話，耳邊沒有上司緊迫盯人，外頭沒有下屬等候指令，也不會有任何突發事件需要立即回應，我最有效率的工作都是在飛機上完成的。後來，手提電腦一上市，我馬上就買了一部，如此一來，我在飛機上的工作效率更高了。

回到了辦公室後，工作又完全是另一回事。我記得很清楚，那時我從阿拉斯加回來兩年，又是典型的忙碌的一天，在開長途車回家的路上，我整個人累得癱在車裡。那一刻，我終於願意承認，其實自己早就失去了對這份工作的熱情，我決心另找出路。回想起來，那一天並不特別，我有太多日子是這麼過的。

那一天的前一個晚上，我過了午夜才從費城趕回家裡，天一亮又要趕往公司，因爲當天下午四點鐘前，我們一定要備妥某個提案的二十份完整副本，交給快遞直接送到華盛頓去。

每一個可能出錯的環節都出了狀況，我們一邊卯盡全力去完成那不可能完成的任務，同時還要忍氣吞聲承受種種侮辱。在我的工作生涯中，這種瀕臨爆發點的場景總會定期上演。當天中午，我還抽空打電話追問一星期前寄出的另一份提案，才知道我們付了昂貴運費的快遞服務竟然慢了兩個小時才把那份事關重大的提案送達。按照常理，對方是可以拒收這份提案的。

要是上星期我能提前一天準備好提案，就不會出現這種情況……。

眼前這份提案一定得在下午送出去，又別想吃午餐了。

在早年，這種壓力鍋般的生活充滿了挑戰，只會讓我越戰越勇，而且我還非常享受這種突破難關的成就感。面對一個看似不可能完成的任務，同時還得顧及職員和公司的需要，到了最後，一切圓滿，如期完成，這樣的過程讓我獲得極大的滿足。我和合作夥伴總是為彼此的成就歡慶不已，互相恭喜對方又一次完成了「不可能的任務」。我喜歡這種展現實力的感覺，也為自己既能通達人事，解決問題，還能源源不絕地創新感到得意。我最出色的工作通常都是頂著最大壓力完成的，這成了我對自己理所當然的期許。好長一段日子，壓力是顯而易見的大，但是我絲毫意識不到自己已經付出了多少代價。

日復一日，榮景不再，經年累月透支的體力開始向我討債，無論生理還是情緒都出了狀況。三十七歲那年，我患了高血壓。過去我一直自恃體質良好，毫無節制地向自己索求無度，我把自己操得太久太久了。

當然，人生的壓力無可避免。壓力代表改變，我們不應該也無從迴避。只是，面對緊急情況時，「非戰即逃」的本能反應也許幫助了人類的祖先得以存活下來，但對現代人來說卻是弊大於利。在緊急情況時，位於腦部深處的下視丘接收來自前額葉的警報，釋放化學物質使大量腎上腺素湧至心臟，加快呼吸和心跳，把更多的氧氣送到腦部和肺部，血壓也因此節節升高了。

我早已習慣腎上腺素不時激升的狀態，要靠它才應付得了過度緊湊而負荷過重的日子。一直到辭掉這份工作後，我才意識到自己也是上癮患者——對腎上腺素上癮。

重新開始

嫁給傑克是我人生的轉捩點，從此踏出邁向健康的第一步。他也是一名專案主管，我倆承受著相同的壓力，承擔相近的職責，可以經常一起出差，而且理解彼此忙碌的生活型態。他結褵了二十八年的妻子長年爲肺病所苦，剛剛過世，和我一樣正站在人生的十字路口，都想要改變原本的生活模式，不再天眞地認爲自己永遠不會死。我們想要珍惜每一刻，把時間與精力投注在眞正重要的事情上。

不過，只要我們還戀棧原來的工作，就不可能放慢腳步來閒適度日。傑克計畫四年後，滿五十五歲就退休，他認爲自己已經能夠輕鬆面對接下來的工作。我則開始尋找自己的出路，只是找不到既有足夠的專業挑戰，而且每週只需工作四十小時又不用出差的高薪工作。看來，我必須調整自己對於工作的目標和要求了。

至於生活模式方面，我們會有充分的調適空間。婚後不久，我們就發現了這個農莊。本來我們打算買一座不需整修的小農莊，最好離波特蘭半小時車程以內，但卻一眼就愛上了這座寬闊但荒蕪的農莊，它離波特蘭可是要開上一個半小時。雖然屋子破舊，需要大規模翻修才能住得舒適，但我們想要的東西這兒都有：清新寧靜的小河從屋後蜿蜒而過，散發著芬芳的金銀花藤鋪滿了後陽臺，園子裡、門梯旁隨手就能採到藍莓、黑莓、羅甘莓、覆盆子和紅醋栗，還有一個頗具規模的花園。

傍晚，一群麋鹿在柴房後的牧場上悠然吃草，農莊的大半土地上樹木蔥鬱。我們與房屋仲介一起漫步於這片土地，我又聞到了童年熟悉的芬芳，那是被太陽曬得溫熱後散發的濃厚青苔味，內心隨之湧出平安和喜悅。傑克也在這兒發掘了一個可以展現他木匠天分的難得機會，他可以把這荒蕪的屋子改造成一個富有創意的美麗家園，這是一片能讓他大展管理長才的天地，為他提早退休的生涯提供種種新的可能。我們第二天就開了價，對方也接受了。

農莊裡本來就有狗和貓，我們很快又買了幾頭羊和馬。每天上下班的長途車程意外地並不令人生畏，我們在這三小時裡可以盡情聊天，不受任何打擾，聊農莊和家裡，交換工作上的觀感，研擬新計畫，一起做夢，歡笑，學著瞭解和欣賞對方。一路上鬱鬱蔥蔥的鄉野景色極其賞心悅目，它成了安寧的農莊生活與繁忙的城市工作之間絕佳的緩衝，我們每一天都期待這一段行程。

我目前還需要克服工作上的壓力，而且我很明白衝突、壓力和癌症之間的關係。實驗已經證明，壓力確實會降低免疫系統功能。免疫系統負責戰鬥的細胞會定期殲滅人體內的癌細胞，但當身體面臨情緒和衝突的壓力時，這些負責戰鬥的細胞和免疫球蛋白就會變少。

西蒙頓發現，癌症患者通常在確診前六到十八個月內遭逢重大變故或失落，例如親人去世或者分離，失業或其他挫敗。某些女性患者還可能受到「空巢期症候群」的影響。通常壓力本身不是關鍵，眞正致病的原因是隨著壓力而來的欲振乏力或無路可退的感覺，而這一切，在我診斷出癌症之前的那一年裡全都到齊了。厄運接二連三纏身，癌症往往是壓垮我們的最後一根稻草。

如今，過去解決不了的衝突對我已如過眼雲煙，只要能消除工作的壓力，我有把握恢復自己內心的寧靜。自從讀過不少「壓力導致癌症」的研究報告後，那些實證讓我惶惶不安，擔心如果不換工作，壓力會再次傷害我的免疫系統，而讓癌症有反撲的餘地。

所以，一得知大學在甄選教師，我便立即去申請了。面對腫瘤復發，我不僅戒慎恐懼，而且不得不放棄自己過去根深柢固的人生信念。由於大學薪資僅相當於我以前收入的一半，我必須改變金錢觀，不再把賺錢與自我價值劃上等號。

大學裡幾乎沒有出差費補助，我因此少了很多參加專業會議出風頭的機會。試想一下，我能放棄總是被眾人注目的感覺嗎？可以的，我已經不再需要這些來證明自己的重要性了。實際上，有時候名氣小一點，麻煩還會少一點。沒有秘書、辦公環境的改變恐怕才是最難適應的，我必須從以前四面有窗的大辦公室，換到新進教師狹窄不透氣的小隔間裡。然而，我同時也換到了更自由的日程，可以自由作主，不必經常出差，享受輕鬆安逸的校園氛圍。

在大學裡，並不需要凡事「非戰即逃」，因此一開始，我著實難以適應教師一成不變的工作步調。但是，在這裡，我可以自由安排教學、研究、學生諮詢時間，也可從容拒絕外界的顧問和出差邀約。最初那幾個月，我常坐立不安，不時反應過度，大腦老是警鈴大作，期待足以讓我立即行動的危機出現。我花了不少時間才學會享受與往日大不相同的工作樂趣，學習主動規畫而不是被推著跑，學習選擇自己的挑戰而不是在滾雪球般越滾越大的工作要求中疲於奔命。我希望學會不倚賴腎上腺素的刺激就可以享受生活。

在我過去的職業生涯中，我從來沒能偷閒喝杯咖啡喘一口氣。如今，我可以自由離開辦公室，不必向任何人報告，漫步到兩個巷口外的咖啡館，喝上半小時咖啡，一邊讀早報。雖然教授的工作也很忙，能夠如此愜意的時辰，其實也屬難得，但光是知道只要我想休息就能休息，這就夠舒心了。

第二次診斷出癌症之前，我生活上的壓力已逐漸降低。爲了內心平靜，我逐漸化解了家人、家庭與工作上的衝突。最後，唯一的重大壓力源就剩下癌症本身了。我必須用不同的模式來應付——就是開始爲我的想法和態度負責。

每個人都有的奇蹟：免疫系統

宇宙絕不是原子偶然聚合的結果，就如同隨意把英文字母湊在一起，絕不可能湊出一篇精妙的哲學論文。

——喬納森．斯威夫特〔編註一〕

沒有人知道是什麼導致了癌症，目前一般認爲癌症是由多種因素形成的，包括遺傳、環境，也可能是病毒，而免疫系統又因受到壓抑無法清除不斷增生的癌細胞。儘管我們無法掌控遺傳、環境和病毒等因素，但幸運的是，在最重要的免疫系統上，我們大有可爲。

人體本身就具有抗病和自癒的神祕力量，它的運作精密複雜得不可思議，深入研究身體的運作，我們必會歎爲觀止，充滿敬畏之感。但是，這一套微妙的系統平衡，十分容易受到感覺和情緒的影響，這不僅合乎大多數人的直覺，心理學的研究也證明了這點。如今，最先進的心理神經免疫學也在細胞的層次上找到了證據。在此同時，全世界的實驗室也不斷累積最新的研究資料，證明情緒對身體功能的運作具有關鍵性的影響。

一九七六年出版的《解析疾病之源》〔編註二〕引發了各界關於情緒與免疫系統關係的論戰。作者卡津斯在書中描述了以他自己爲單一受試者的非正式人體實驗，他採集了兩份血液樣本，間隔是五分鐘，以先採集的第一份樣品作爲「正常狀態的基準」。在等待抽第二份血液的五分鐘內，他盡量讓自己處在歡樂的情緒下，就像在慶祝什麼一樣。他想像美蘇兩個大國採取了理性的外交政策之後，我們會有一個多麼美好的地球。他還想像這些國家終於意識到，解決問題靠的不是炸彈，而是人類的攜手合作，人人爲此開始重視身爲地球公民的義務，而不是爭權奪利；不同強權之間逐漸互相理解，不再彼此指責。

他讓想像力盡情奔馳——人類從此懂得把導致世界動盪和威脅人類的資源轉用在改善生存環境，讓地球更宜人居。他越想就越興奮，越快樂。五分鐘後，他採集了第二份血液樣品，並用流式細胞儀計算兩份樣品中免疫細胞的數目。

結果，短短的五分鐘，免疫系統所有類型的細胞數量都增加了百分之五十，包括自然殺手細胞（NK cells），抑制性T細胞（suppressor T cells），殺手T細胞（cytotoxic T cells）。〔原註〕

由於只有一位受試者（他自己），這個實驗不能算作有效的科學研究，不過有不少研究

〔編註一〕喬納森·斯威夫特（Jonathan Swift） 生於公元一六六七年的愛爾蘭，靠伯父的資助完成大學。一七一〇年起發表多篇政論文章，抨擊英國的殖民統治，流露對愛爾蘭人民的同情，並鼓吹爭取自由的民主精神。代表作品《格列佛遊記》。

〔編註二〕《解析疾病之源》（*The Anatomy of an Illness*），美國記者卡津斯（Norman Cousins）著。

〔原註〕卡津斯於一九八六年在加拿大多倫多第十屆催眠及身心醫學年會的演講提及這些數據，並未正式出版。

室也在進行類似的實驗。這類「希望生物學」可望徹底改變人們對疾病和療癒的認識。

血液裡的戰爭

免疫系統本身十分複雜，也許我們可用以下的比喻來說明：想像你住在一個小而美的「免疫星球」，上頭有一兆個「白色機器戰警」駐守，它們只爲了一個目的而存在，就是保護你免受傷害，讓你在這個星球上，如同亞當和夏娃悠遊於伊甸園裡一樣，安全無虞，而你從未意識到隨時都有億兆的白色機器戰警在守護著你。

其中，「吞噬細胞」是負責監哨的戰警，在每條路徑來回巡邏，檢查是否有外來的入侵者。這種細胞什麼都吃，人類暱稱它們爲「細胞食客」。巨大的吞噬細胞在這星球上也執行清道夫的任務，吞掉它們找到的一切殘渣碎物，它們是免疫星球的第一道防線，一遇到入侵者就進行圍剿，不給對方任何增生坐大的機會。這些哨兵機動性極強，速戰速決，只要入侵者數量不過於龐大，它們都能應付裕如。

如果吞噬細胞的數量遠遜於外敵，免疫星球會啓動第二道防線——T細胞戰鬥部隊，這支專業化的戰警部隊在「胸腺訓練中心」受訓，隊伍裡每一個成員肩負各自的任務：

T淋巴球：識別入侵者

輔助性T細胞：先發探子

殺手T細胞：搜尋並殲滅敵人

自然殺手細胞：消滅癌細胞和病毒

抑制性T細胞：伺機收兵

T淋巴球是第一批被徵召的戰士，這些獨具慧眼的戰警能透過每一個細胞獨特的化學特性，辨識出外來的入侵者，它們能辨識超過一百萬種非免疫星球土生土長的外來者。外敵入侵的威脅，對T細胞部隊而言也是要立即加派人手的訊號，所以，一發現不對勁，淋巴結細胞工廠就會即刻進入緊急加班狀態。

在T淋巴球火速趕到入侵區域的同時，它們會呼叫輔助性T細胞前來觀察敵情，這群先發探子當下就能把敵方資訊送回淋巴結細胞工廠，下令立即培訓新一代的殺手T細胞戰警。殺手T細胞則會依照輔助性T細胞提供的資訊，辨識並殲滅特定的病毒和癌細胞入侵者。

淋巴結工廠依據戰略需要，分佈在免疫星球各處。在工廠裡，輔助性T細胞會和另一支特種防禦戰警（B淋巴球）聯繫。B戰警平日駐守在工廠裡，收到入侵者的身分識別資料之後，便會生產專門對治入侵者的化學武器——「抗體」，以便大規模地摧毀病原。生產抗體至少需要幾天的時間，抗體製造完成之後，便會立即被輸送到戰地，支援吞噬細胞和殺手T細胞。保衛人體，正是戰警的天職，所有戰警都明白這是生死存亡的保衛戰，它們必須在敵人坐大而危害人體之前將入侵者消滅殆盡。

如果有細胞癌化叛變，免疫星球會啓動的第一線防禦機制是「自然殺手細胞」，它們無需培訓，能夠立即上場應戰，不需等到輔助性T細胞下指令就能自行啓動，而且時時刻刻準備吃掉病毒和癌細胞。實際上，「自然殺手細胞」是防止各種癌細胞坐大的最重要防線，而也僅僅爲了此一功能而生，我們可以稱之爲戰警裡的傭兵。

自然殺手細胞、殺手T細胞和抗體在戰場上奮力廝殺，同時，吞噬細胞也不斷吃掉敵人並清理戰場。一旦勝利在望，T細胞戰鬥部隊即開始呼叫抑制性T細胞上場，向其他戰警放出撤軍的化學指令。戰事將止，爲防止特定入侵者反撲，剛生成的戰警部隊和抗體武器並不會馬上停止巡邏，「記憶T細胞」和「記憶B細胞」是經由戰事才生成的戰警，它們記得入侵者的模樣，故在接下來的太平時期擔任預警任務，通知戰士何時該出動，而使人體對於特定的病毒和細菌產生免疫力。

然而，儘管戰力如此旺盛，癌細胞仍有勝過免疫系統的可能，因爲環境、飲食、壓力、情緒和信念等等因素都會削弱免疫系統。幸好，這些因素當中，大多數都是我們可以掌控的。就算人生有些困境是無法迴避而又難以招架的，只要願意開放心胸，我們依然有其他選擇並找到出路。

壓力與健康

一九七〇年十二月，美國科學發展協會的一次研討會上，精神病學教授福爾摩斯由一系列長達二十年的觀察研究中得出令人驚訝的結論：如果一個女人在一年內丈夫去世，女兒和她討厭的男人私奔，又因爲財務惡劣而不得不賣掉房子，還得找工作才能養活自己，那麼此人生病的機率是百分之八十。反之，若在一年之內，她的丈夫從重病中康復，財源廣進，足以買下心儀已久的夢幻豪宅，女兒又和她賞識的男人結了婚，這種情況下，此人得病的機率

也是百分之八十。〔原註一〕

這說明了，無論是變好還是變壞，「改變」本身就很可能讓人生病。根據福爾摩斯博士的看法，不論你喜不喜歡改變，也不管這個改變讓你快樂還是悲傷，是否會讓你博得社會的贊許或認同，這些都不是重點。重要的是，只要改變累積到一定的程度，當事人生病的機率就會上升。過量的刺激和挑戰會使免疫系統棄守，喪失防衛保護的功能。

近十年來，「情緒是導致癌症的原因之一」的觀點已經引起廣泛的重視。這方面的研究由兩種截然不同的路線切入：一派證實了壓力和衝突確實會削弱免疫系統，進而降低人體的抗癌能力；另一派則想要找出所謂的「癌症性格」，希望能發現類似「A型人格容易罹患心臟病」的可靠數據。兩派作法迥異的研究，未來若有成果，或許可以相輔相成。

壓力與免疫系統研究路線：

已經有許多動物和人體實驗證實，壓力的確會影響免疫系統的正常運作。拉巴巴在一九七〇年發表的報告裡，搜集了當時所有的壓力與惡性腫瘤的動物試驗文獻，發現每份報告都指出壓力會明顯助長癌症的發作和蔓延。對此現象，最常見的科學解釋是壓力會抑制抗體的製造、干擾荷爾蒙平衡和細胞代謝，並破壞內分泌系統，而這三者都已被其他研究證實了與

癌症的確有關。〔原註二〕

新技術和新儀器的出現，確實爲這個新的研究領域注入不少活力，並帶給我們許多有趣的研究成果，但羅徹斯特大學附設醫學研究中心的研究員艾德博士的看法卻恰恰相反，他認爲癌症的成因過於複雜，這類研究很難有新的進展。光是考慮人類生活的社會心理環境，這樣的研究就需要諸多領域專家的通力合作——心理學、免疫學、內分泌學、神經學、生物學和社會學。好消息是，儘管工程浩大，這樣夢幻規模的研究已經展開了，如今，艾德博士以「心靈與身體密不可分」爲前提而建構的「心理神經免疫學」，已成爲學界所認可的一門學術。〔原註三〕

如果壓力確實比較容易使人生病，包括罹癌，我們就不難推測，習慣承擔壓力的人格或

〔原註一〕美國科學發展協會（the American Academy for the Advancement of Science）；本研究的作者爲 Holmes, T. H. and Masuda, M.

〔原註二〕〈癌症的實驗與環境因子〉*Experimental and environmental factors in cancer.* LaBarba, R. C. *Psychosomatic Medicine,* 1970: 32（3）, 259-276.

〔原註三〕〈心理神經免疫學的臨床啓示〉*Clinical implications of psychoneuroimmunology.* Ader, Robert. *Journal of Developmental and Behavioral Pediatrics,* Dec 1987: 8（6）, 357-358. 〈腦，行爲與免疫〉*Brain, behavior, and immunity.* Ader R, Cohen N, Felten DL. *Brain, Behavior, and Immunity,* 1987: 1（1）, 1-6.

個性，使當事人比一般人更容易罹癌。

癌症性格研究路線：

雖然已有不少研究探討癌症與病患性格的關係，但到目前爲止，研究人員仍然無法明確說出如何的個性算是「癌症性格」。賓州大學心理學教授凱西利在一九八五年發表一篇論文，針對幾組初期和末期癌症病患，發現患者的心態與其存活時間、緩解時間的長短並沒有必然關聯。對這樣的結果，凱西利的解釋是：「癌症是太複雜的生理事件。」免疫系統和荷爾蒙分泌的反應、年齡，還有放化療的效果，都是影響病情的諸多因素之一。（原註一）

儘管如此，思考個性與心態的影響，對我們依然很有幫助，只因爲這是我們最能自我掌控的因素。無需自責或爲此遺憾，只需明白，我們有影響醫療效果的能力，而且光是調整自己的心態和情緒，減輕生活壓力，就能增強人體的免疫力，調節荷爾蒙的分泌。

換言之，癌症性格的相關研究之所以有用，是在於幫助我們改變，而不是爲了證明我們做錯了什麼才會罹癌，也不是要讓我們爲此內疚或自責。我們只需察覺自己性格的影響，體認情緒對身體機能的衝擊，便能運用這股不可思議的力量，逆轉過去累積的苦果。

樂森是《生命戰士》一書的作者，他進行了十二年研究，讓四百五十名癌症患者接受大量的心理測驗，從中歸納出一個結論——絕大部分病患的共通之處，就是出現下列四種現象：癌症確診前曾痛失親人、無法正常宣洩憤怒和不滿、對父親或母親的早逝無法釋懷、對人生覺得無力與絕望。〔原註二〕

其他專家的研究也肯定了樂森的觀察，他們發現癌症病患的性格多半有無助及絕望的傾向。施馬勒醫生和艾克醫生在女性病患身上觀察到，她們都因爲遭遇無解的人生困境而感受到強烈的絕望，這類困境通常出現於癌症確診前大約六個月左右。〔原註三〕以我的情況來看，我是在確診前的九個月，先遭遇了工作上無法突破的瓶頸，接下來沒幾個月，我的婚姻出現了裂痕。

格林醫生研究白血病和淋巴癌病患長達十五年之久，他觀察到對女性病患而言，失去至

〔原註一〕凱西利博士（Barrie Cassileth, Ph.D.）長期投入另類癌症醫療領域，本章引用的論點，爲另一篇重要的醫學文獻回顧所引用：〈特約文獻回顧：心理因子與免疫力〉*Invited review: Psychological factors and immunity.* Baker, G. H. *Journal of Psychosomatic Research*, 1987: 31（1）, 1-10.

〔原註二〕《生命戰士》（*You Can Fight for Your Life: Emotional Factors in the Causation of Cancer*. Lawrence Leshan. M. Evans and Company, October 1980.）

〔原註三〕〈子宮頸癌的中介因子：絕望感〉（*Hopelessness as mediator of cervical cancer.* Schmale A.H. and Iker H. *Soc. Sci. Med.* 1971: 5, 95-100.）

親，尤其是喪母之痛，對她的一生有極大的影響，更年期或搬家也是主要原因。喪母對男性患者也是重大的人生事件，其次是失業、事業危機和退休。格林的結論是，這類事件帶來的絕望和無力感會導致白血病和淋巴癌的發病。〔原註一〕

一九八七年，另一項針對「癌症與性格」的長期研究公佈了他們的研究結果：早在三十年前，研究人員將醫學院近一千名準醫生的性格測驗結果建檔，並將這些受試者分爲五種類型，在隨後三十年內對他們進行追蹤調查。結果發現，罹癌率最低（低於百分之一）的那組人，都是能自由宣洩表達情緒的；而罹癌率最高（是最低組的十六倍）的那一組，則大多孤僻而習慣壓抑情緒。總而言之，慣於隱藏自己的眞實感受，特別是壓抑負面感受的人，他們的罹癌機率普遍偏高。〔原註二〕

西蒙頓和他的前妻斯蒂芬妮，花了很長的時間追蹤記錄患者生活中的衝突和反應模式，整理出常見於癌症患者的五個主要心路歷程：

1. 童年的經歷使病患選擇了扮演某種角色，一般而言，這樣的孩子會想要成爲一個乖巧、討人疼愛、隨時保持愉快不掃別人興致的人，因此不能不壓制內心的不滿情緒。

2. 當事人經歷了一連串的打擊。罹癌之前的關鍵壓力源威脅到當事人關鍵的個人認同，比如失去配偶或心愛的人、失業、退休，或失去某個重要的人生角色。

3. 這些壓力形成了一個讓他無所適從的困境，眞正的問題並不在於壓力和困境本身，而是當事人從小設定的自我角色、所養成的反應模式已經應付不了眼前的處境；而他所感受到的走投無路和無力感，則是由於童年時期的角色選擇限制了他的應變能力所致。

4. 當事人面對問題手足無措，卻又找不到方法調整自己從小養成的應對模式，爲此更是進退失據，無力解決問題。西蒙頓有不少病患承認，得病之前有過一段時期感到無助，既無力掌握，也解決不了自己生命中的難題。

5. 最後，此人會盡可能不碰這些問題，也不想再有任何改變，把日子過得猶如槁木死灰。就算看起來還照常過日子，當事人卻感覺自己根本活得像行屍走肉。重病和死

〔原註一〕〈白血病和淋巴癌發病過程的社會心理情境〉*The psychosocial setting of the development of leukemia and lymphoma.* William A. Greene. *Annals of the New York Academy of Sciences*, Jan. 1966: 125, 794-801.

〔原註二〕〈醫生青年期之人格特質與後續罹癌的關係〉*Clustering of personality traits in youth and the subsequent development of cancer among physicians.* John W. Shaffer, Pirkko L. Graves, Robert T. Swank and Thomas A. Pearson. *Journal of Behavioral Medicine*, Oct. 1987: 10（5）, 441-447.

亡雖是危機，卻也是一個出口，至少可以讓他暫時不去面對原本的困境。

西蒙頓提醒我們，這個心理過程未必會導致癌症，卻一定會干擾免疫系統的正常運作，打亂荷爾蒙分泌的平衡，導致大量不正常細胞產生，而使得癌症有形成的機會。

再強調一次，說明個性與癌症的關聯，並不是爲了讓我們自責和內疚，而是一個提醒。如果你意識到自己有類似的傾向，你隨時可以切斷那種歷程，做些積極的改變，從導致衝突與無力感的源頭下手。也許你需要找一位專業的諮商師，幫助你徹底改變致癌的惡性循環。但最重要的是，你可以隨時停住那個愈演愈烈而害你生病的無力感，無論生活模式、想法和信念，都是可以改變的。

要逆轉這個惡性循環，西蒙頓歸納出了四個步驟：

1. 當病人被診斷出重大疾病時，若能試著用新的觀點去看自己的問題，可說他已掌握了改變的契機，開始學習說「不」，學習表露內心的不滿。
2. 病人藉此機會，下定決心改變自己的習性，成爲不同的人。一旦放下舊的行爲模式，生命的轉機就出現了。

3. 重新燃起希望與求生慾望，活化身體的功能，激發嶄新的精神狀態，重建一個良性迴圈。

4. 康復的病患會感到自己活得比正常人更健康，他們積極參與了自己的療癒過程，覺得日子過得比患病之前還要有活力。他們的心理更爲強健，因爲他們找回了生命的自主權。〔原註〕

一個人即使沒有生病，但生活中的壓力、無解的衝突以及無力感已隱然成形，這種時候，他理當在疾病找上門之前扭轉這一模式。我們不難由前面的描述裡看到與自己類似的個性、急於成功的生活模式，而看出眼前生活的潛在警訊，及早掌握改變的契機。在生命還沒用癌症、心臟病或其他重大挑戰來激發你改變的決心之前，你大可用更溫和漸進的方式，及時預防疾病的萌發。

〔原註〕引自西蒙頓醫師《再次康復》一書。

強化你的免疫系統

導致癌症的因素固然眾多，比如遺傳體質、接觸環境致癌物、病毒感染、免疫力減弱等，但最重要的因素還是在於免疫系統。一個運作良好的免疫系統足以制伏遺傳、致癌物和病毒的影響。

我們都聽過「癌症家族」一詞，由於遺傳上的缺陷，某些家族的成員容易罹患某種癌症。即使如此，仍有部分成員得以倖免。想想，他們的基因不都是相近的嗎？還是他們更能克服基因的負面影響？即使眼見父母、兄弟、姐妹死於癌症，他們仍堅決不接受自我應驗預言的暗示？

我們每天都吃進或吸進很多致癌物質，有些人吸菸，愛作日光浴，縱然如此，也只有四分之一左右的人會罹患癌症。由此可見，在癌細胞躍躍欲試時，免疫系統的狀態很可能是左右大局的關鍵。

幸好，在致癌的種種因素中，免疫系統這個「護身符」是全然操之於自己的。

飲食、睡眠、運動和心靈的平安都能幫助免疫系統運作順暢，其中以內心的平安最爲關鍵。內心平安是防癌的一張王牌，其作用遠遠超乎我們的想像。

沒錯，飲食很重要，但並沒有媒體渲染的那麼誇張，甚至相反地，可能藉著人心「自我應驗預言」的作用，把本來很好的食物轉爲有害身體的毒藥。再說，每個人都是獨特的個體，沒有任何一種抗癌食譜能爲你打包票。

該吃什麼，請聆聽你身體的直覺，哪些食物能讓你感覺舒服且充滿活力，你就吃那些東西。我們在學校都學過食物的分類和維生素，媒體也不斷提醒我們應該低脂低油低鹽、少咖啡因、少喝酒、補充足夠的水分。自然一點，餓了就吃，仔細咀嚼，享受每一口食物，飽了就停，不需要特別擔憂飲食問題，擔憂本身就足以擾亂你內心的平安。

這些年來，運動的功效被吹噓得近乎神話，不少報導也常常言過其實，雖然如此，運動確實有助於提升免疫力，使你更容易平靜。以我來說，早晨冥想過後來個快步健走，能讓我在放鬆之餘仍保有敏銳的感覺，一整天精力充沛容光煥發。許多研究指出，運動能釋放大腦的化學物質——腦內啡，這是一種能夠安定和淨化心情的天然鎮靜劑，長跑者常說的「高峰經驗」，那種幸福愉悅的感覺就是拜腦內啡之賜。

要維護免疫系統的健康，休息和睡眠也是個關鍵。容我再提醒一下，聽從你自己的感覺就好，如果睡六小時就能讓你覺得輕鬆舒服，表示你睡夠了。要是鬧鈴響了許久，你依然感到昏沉疲倦，那你就應該早點兒上床。話說回來，沒有什麼會比不平安的心境更能干擾你的睡眠了。

不論你面臨什麼難解的困境，只要有心，總找得到解決的方法的。也許你必須放棄某些根深柢固的信念或成見，學會重新聆聽自己內心的直覺之音。

之前，我與阿拉斯加那位主管的衝突把我逼得無路可退，我爲此失眠了好幾個月才甘心放下「有始有終」、「不可失敗」、「我接的工作非由我完成不可」這些根深柢固的信念。一旦我放掉「有始有終」和背後那一大串的想法後，婚姻的困境便隨之解套了。自從我不再把薪水和自我價值緊密掛鈎的那一刻起，我也走出了所謂人人稱羨的飛黃騰達之迷思。

要是我能早些意識到眞正的障礙不在事件本身，而是我內心先入爲主的信念，我早就可以從那些搞得我心神不寧的困境解脫了。

對某些人來說，我這些問題實在微不足道，轉個念就能解決。他們面對的可是更嚴重的問題，例如孩子染上毒癮、破產、房子被淹或燒毀了，或是親人患了絕症，這豈是轉念就能克服的？我要說的是，即使如此，人依然有選擇平安的餘地。我們會感到痛苦，一部分原因是由於我們自願擔起了別人的問題和痛苦，或是我們認定沒有這幢房子、沒有那份工作、少了那個人，我們就不可能活得幸福、平靜和安全，可是別忘了，仍有不少人在痛苦不堪的處境下，還能保有心境的安寧。

舉例來說，孩子嗑藥上癮，做父母的能如何轉念？也許我們必須釋放的信念是：孩子嗑藥意味著我們是失敗的父母、矯正孩子是我們義不容辭的責任、我們不相信孩子自己有能力戒毒。也許我們還沒發現，這些信念已經否定了孩子的完整和圓滿，我們必須學習信賴每個生命都有自主的能力，學習放手，將孩子交給他自己。

要解開這種思路上的「死結」，我們唯有讓自己的眼光大轉一百八十度，用眞正不同的角度去看你原本認爲天經地義的前提與假設。通常，最可行的解決方法都隱藏在我們思考時認定「絕不可能」而早就三振出局的那些可能性裡。

還有很多方法可以減輕日常生活層出不窮的壓力，舉例來說，我們常低估了定期外出旅行的重要性。心理學家推薦，一年至少要安排連續兩週的度假，遠離工作，才能維持心理和情緒的健康；週末的休閒活動也很重要。你可以在市面上找到不少幫人放鬆及安定心神的音樂；按摩也是很好的紓壓管道，半小時專業按摩的費用和在俱樂部運動半小時的花費相當，而且同樣有助於紓解壓力。方法很多，不勝枚舉，於我而言，我發現冥想才是效益最大，最持久的解壓方法。

找回平安

忙碌不已的心靈是一種病態，健康的心靈必然寧靜安詳，而一顆全然寂靜的心靈已經回歸聖境。

——傑若・簡波斯基〔編註〕

冥想不是什麼高深莫測的秘技，不需要念咒、專注，也不需要特定的姿勢或呼吸方法，更不必投入某個信仰。它非常單純，只是讓心靜定下來而已。你可以藉著慢跑、在靜謐的溪邊垂釣，或者默默祈禱而回到心靈核心的寂靜之境。我想，已經有很多人和我一樣，在每日的冥想中找回寧靜和平安。

我的冥想方式很簡單。多年以前，我曾學過超覺靜坐，這門冥想技術後來摻雜了宗教形式而變質，但它的冥想技巧對我確實幫助極大。回想當年，我壓根兒不願理會「神」那一套，一心只想找出一個能幫我釋放壓力、放鬆身心的技巧，而冥想是我所能找到最有效的方法。於是，我就這麼兩天捕魚三天曬網地練習了幾年，即使在最忙亂的日子，只要我能騰出時間來練習，就能讓我覺得整個人煥然一新。要是當年我每天都堅持冥想幾分鐘，也許就不會過得那麼糟吧。

超覺靜坐的老師教我一個咒語，說是咒語，其實只是兩個無意義的音節，讓我靜坐時不斷重複念誦，用以驅除雜念。雖然很多人覺得持咒和觀想挺管用，但我後來冥想時不再持咒，也不刻意觀想了，因爲這兩種方法似乎讓我的心太過忙碌，不得安寧。

如今，我已養成每日靜坐的習慣。早晨一醒來，我會在床上起身坐直，放慢思惟，平靜下來。當我放鬆了肌肉，舒緩緊綳的身體時，我會發現念頭或焦慮又回來了，這其實是一個好徵兆。因爲肌肉放鬆必會釋放能量，這些多餘的能量會透過雜念而湧出，只要讓那些念頭

〔編註〕傑若．簡波斯基醫師（Gerald Jampolsky）　美國知名的兒童及成人精神醫師，一九七五年於加州諦布朗創建「心態療癒中心」，著有《告別內疚：讓寬恕釋放恐懼》（*Good-Bye to Guilt: Releasing Fear Through Forgiveness*）。

如風中落葉般自然飄過就好。對我而言，每天一旦開始忙碌，雜念和煩惱往往紛飛而來，靜坐是我能不被雜念煩擾的美好時光。

我的靜坐只有一個目標，就是安定心靈。每當雜念揮之不去時，我會輕輕將注意力轉向鼻間的一呼一吸，但不是盯著鼻樑不放，而是輕柔的留意著呼吸，同時放開腦海裡抓著不放的念頭。通常，當雜念與煩惱消退時，內在的智慧之聲就會浮現，它極其清晰寧靜，與平常狀態的瑣碎雜念大不相同，我馬上就能認出它獨特的平安而專心傾聽。

訓練心靈進入冥想，就像訓練一隻過動的小狗靜下來「坐下」、「別動」。我必須認眞地要這隻小狗安靜下來，而不是一邊給牠指令，自己卻坐立不安、心神不寧，老想去別的地方做別的事。我必須和牠一起坐下，專注地盯著牠的眼睛。如果我想離開，牠一定會衝到我身邊或是撲過來，這時，我一定要回到牠旁邊，提醒牠此刻應該專注的事情。

心靈也是如此，我的心最愛跟著念頭跑，東走西竄。這時，我只需輕輕提醒自己這一刻不要再跟著這些雜念橫衝直撞，我就能慢慢靜下來了。

只要靜定下來，我的想法就會產生質變。如果我剛好遇到一個難題，靜下來之後就會冒出另一個更有創意的解決方案，那是當我還在忙著思考、推理、想像之時根本想不出來的。

同時，全身上下的放鬆和平安的感受，和我絞盡腦汁時太陽神經叢緊繃的感覺恰恰相反。眞要形容的話，這些想法比較像是一般人所說的直覺，或靈光一現，或是所謂的「聆聽大我」。

如今，我很習慣請出這內在智慧來處理人生的難題，這麼做，通常需要四個步驟：

1. 靜下心來。我用的方法是冥想，對你而言，也許是好好泡個澡，安靜地散個步，只要能幫你安靜下來，停止雜念就行。
2. 說出內心的渴望。在心中靜靜說出自己想要找出答案的渴望，只說一次就好，不需要重複。
3. 聆聽。
4. 等待答案現身。不妨準備好紙筆，以便隨時寫下答案，這表示我正在等待，而且會得到答案。

有時候冥想結束了，腦子裡卻空無一念，進入了「超覺意識」，我認爲這就是《奇蹟課程》所謂的「神聖一刻」。處在如此的境地，不管多麼短暫，我們好似與無限的生命根源相連了。

我們會在冥想的寂靜中找回心靈的平安，在寂靜中聽到內在的智慧，這聲音來自我們的大我，是心靈中完全了知眞相的那一部分，請信賴它。這個聲音聽起來很熟悉，它曾在我們最原初的記憶中迴響，只是後來淹沒於小我好勇鬥狠的掌控之音。

倘若你發出求助的祈禱，請善用冥想聆聽答案。我們常常提出問題和要求，卻不去仔細聆聽，難怪我們總是聽不到。

我們的救命解藥就在自己的心中，只要學習靜下來聆聽，內在的平安早在那片寂靜中等著我們。心靈中仍受大我引領的那一部分，從未停止生生不已的創造，而且知道所有問題的答案。

通常，在我們繁忙的日子裡，若能抽出片刻觀照一下自己的念頭，不難發現自己心裡正塞滿各種憂懼、防衛、批判、指責、焦慮、工作計畫、工作期限、種種策略以及隨時冒出的內疚，它們全都纏在一起。

如果我們肯花幾分鐘放鬆身體，安定心神，那些憂懼便會漸漸消退。在隨之而來的平安中，我們聽到的答案與原來的憂懼念頭常常背道而馳，我們會感到安全、和諧以及無比的愛。我們還會看清先前的威脅感原來只是一種幻相，所謂的攻擊其實是在呼求愛，實在沒有苦心防範的必要。

無論是透過慢跑、欣賞自然美景還是藉著冥想尋回心靈的平安，只要鍥而不捨地練習聆聽，你就會愈來愈清楚地聽到那寂靜眞實的內在之音。心靈的平安才是你我所擁有的解藥，它就在你寂靜的心中。

* * *

有一首愛默福斯〔編註〕的詩，經常迴盪在我內心深處，現在，我要將它獻給你：

〔編註〕愛默福斯（Emmet Fox,1886~1951）　二十世紀初期的美國知名牧師，年少時發現自己有療癒的天賦，並開始接觸「新思潮運動」，在美國經濟大蕭條時期，以舉辦五千人的大型禮拜而聞名。他的心靈作品在戒酒無名會（AA）草創時期常被引用，對當代療癒運動的影響極爲深遠。

我不是我的頭腦，

我不是我的身體，

我不是我的情緒……

我是靈性。

我是上主神聖的化身。

4 四部曲：為你的心態負責

負面心態

第二次癌症確診之前，我的心態確實又出了問題：在我眼中，這個世界草木皆兵，我必須戰戰兢兢，高度戒備，才足以應付；我心裡充滿了怨恨，怨這疾病、怨醫生，怨他們的預言、怨治療，甚至怨好心的朋友們，遇上不得不微笑的時候，也只好從緊閉的雙唇勉強擠出一點來。我那麼認眞操練正向觀想，卻沒有讓我脫離癌症，這種「遭背叛」的感覺使我的憤怒更是火上加油。除了癌症本身，我的心頭還隱隱地壓著一股沉甸甸的內疚——既然我已經明白心態對身體的影響有多大，爲何還是無法時時刻刻保持正念？看來，我自己多少要爲眼前的悲慘處境負責。

「自作孽，不可活」，這句話道破了我的處境。我明知壓力對情緒和身體不利，卻依然抓著已經破裂的婚姻不放，千方百計想挽回關係，寧可不斷地折磨自己。此外，爲了逃避婚姻的創痛，我不僅沒有減輕工作壓力，反而更加拼命工作。第一次癌症確診之後的那幾個月，我內心備受煎熬，這不正是癌症復發最合適的溫床嗎？既然都是我的錯，我應該爲此負責；而我會感到內疚，豈不是再自然不過的事？責怪我前夫的那幾個月對我自己的折磨，雖然多少能幫我紓解一些內疚感，然而非但平息不了，怒火卻已再度燃起。

我最氣的還是戴醫生，他騙了我。就是他，爲了哄騙我參與他的試驗，沒有說清楚潛在風險；就是他，對我癌症復發初期的症狀掉以輕心，而後又冷冰冰地宣告我死期不遠。我小心翼翼地搜羅罪證，任由遭受不公的受害感在我心中滋長，逢人就講，希望他們的反應能給我一些安慰。

我完全掉入了羅斯說的那幾個階段，尤其是「憤怒」與「消沉」。再加上放療及化療耗盡了我的精力，使我更加消沉，完全無力抽身。

我和傑克有一位共同的好友，她知道我相信「人的念頭會影響健康」，所以常常給我送來一些溫馨小卡片，上頭寫些積極鼓勵、陽光正面的話語。我明知她此舉出於善意，卻常爲此暴怒不已，對我而言，她送的卡片無異於批判——我之所以沒有康復，就是因爲沒有保持正向思考的關係。我把這些感受都老老實實地寫進了日記。

一九八三年七月

泰莉是我今天憤怒的對象。今早，她滿面笑容地說她昨晚做的一個夢：我病了，傑克邀請她搬進農莊（我的農莊！）照料「所有事情」（包括傑克）。在她的夢裡，我已病得無力顧家，所以她搬了進來，照料農莊和傑克。她樂呵呵地訴說這個夢，還笑得合不攏嘴，完全沒注意到我已經火冒三丈了，這女人簡直比追著救護車與靈車找生意的律師和殯葬業者還可怕！

她的卡片及留言總是千篇一律、不近人情的字眼：向上！振作！微笑！想開一點！我心想：老天爺，讓她得個癌症試試，看她還笑不笑得出來。

泰莉和我聊過正向心態的重要性。我覺得她分明就是在說我，提醒我這一切完全是我自己造成的，因為我不懂得經營自己的人生，任由憤怒、失落和挫敗搞得一團糟。我不想聽到這些，尤其是出自一個妄想接管我的農莊和丈夫的女人之口。更令人痛苦的是，我心裡很清楚知道，其實她說得對，我確實是自作自受。要是我死了，傑克還真不如跟泰莉結婚算了。不可以！她休想！

好幾個月，我陷入了憤怒、內疚、恐懼和沮喪的情緒泥沼中，難以自拔。為了宣洩怒氣，我把戴醫生的醫療疏失告上了法庭，律師相當積極，他很有把握我們一定會打贏官司。我花了大量時間調閱自己的病歷，尋找有利的證據。雖然忙這樁案子多少讓我的憤怒找到出口，但我的怒氣並沒有因此減少半分。

我痛苦極了，唯恐自己越陷越深，更害怕因此就抑制了我的免疫系統，因而錯失最後一絲好轉的機會。我開始試著改變心態，只是收效甚微，我無法靠自己的力量救自己。憤怒與內疚彷彿流沙般吞噬著我，我舉步維艱；放療和化療更是讓我筋疲力盡，在這生死關頭，正向思考根本使不上勁，就像早已用爛了的笑臉表情符號，情況不太壞時還有些振奮的效果，一旦涉及生死大事，它就壓根兒起不了絲毫作用。

就在這個生命的谷底，我再度拿起了一年多前買的《奇蹟課程》。我記得以前有人認為這本書是「靈性心理自療法門」，看來正適合此刻的我。讀完導言，我瀏覽了一遍〈正文〉和〈學員練習手冊〉，原來這是有關療癒的課程，和其他療癒書籍的不同在於，它強調寬恕才是療癒的關鍵。它明確地指出人類只有兩種情緒——愛和恐懼，而凡是「非愛」的就是恐懼，並且要我們用愛取代恐懼。照它這麼說，罪惡感也是恐懼嗎？細細往下推，我不得不承認，罪惡感的背後是恐懼，聽起來很有道理。那麼，憤怒也是恐懼嗎？我開始回想那些讓我火冒三丈的事件，我若把那些自以為理直氣壯的情緒一層層揭開，到後來還剩什麼？沒錯，就剩下赤裸裸的恐懼，而推到最後就是對死亡的恐懼。

這部課程只有一個目的，就是「化解」建立在恐懼、內疚和憤怒之上的那一整套信念，因為那正是讓人類陷於痛苦和疾病而難以自拔的源頭。除了破除令人致病的信念之外，還要重建一套奠基在愛和寬恕之上的全新信念架構，帶領我們活出健康、平安與喜樂。

即使這一目標看似高不可攀，但我目前的心理狀態確實讓自己吃盡了苦頭，我真的受夠了，我終於甘願改變自己的心態，而這部課程看來正是幫助我轉變的工具。〈學員練習手冊〉提供了三百六十五課的練習，為期一年，一天一課，看來我應當可以每天早上花個十到十五分鐘練習一課。

開始的頭幾課眞讓人難以置信，它竟然想打破我眼前這個世界的眞實性！練了兩週以後，我覺得實在太過荒謬就放棄了。這些練習是玩眞的，它打算徹底顚覆我對世界的看法，而作者在〈正文〉裡還堅稱我所感知到的世界才是顚倒錯亂的。看來，我還沒有準備好改變自己的心態。對我而言，這部課程的觀念太過極端，令我難以接受。它要改變我對整個世界的信念，這根本就是洗腦！

然而，幾個月過去了，恐懼、內疚和憤怒依然揮之不去，我決定再給自己一次機會——重拾《課程》，再試一次。

〈學員練習手冊〉開門見山就搬出了「神」的概念。《課程》所說的「上主」雖然就是「神」，與我先前所排拒的「神」卻不是同一回事。它說，上主就在我內，絕非復仇之神，而是我生命的根源，我的心靈即是上主天心的一部分。要是上主眞像《課程》所說的那樣，那我倒是可以接受。這個上主是愛與寬恕的神，全然接納和愛著我本來的樣子。書裡有一段話深深撫慰了我，我忍不住一讀再讀。

你是這般的神聖，怎麼可能受苦？過去的一切，除了美好部分以外，全都過去了，留給你的只是祝福。我爲你保存了你所有的善良以及每一個慈心善念。我會爲你淨化所有令它們蒙塵的過失，爲你保存它們原有的無瑕光輝。沒有一物能夠摧毀得了它們，連罪咎都難以得逞。它們全都出自你內的聖靈，而且我們也知道，凡是上主創造的必然永恆長存。

——奇蹟課程 T-5.IV.8:1~6

若要深入這部《課程》，顯然我必須先弄明白「小我」與「大我」這兩個概念。《課程》裡的小我，是人心中相信「自己已遠離生命根源，成了一獨立生命」的那一部分，並根據這樣的思想架構去看待世間的萬事萬物。

「已遠離生命根源」的想法與信念，孳生了內疚、恐懼和罪惡感，還建構出一整套「攻擊以求自衛」的思想體系。相信分裂的這部分心靈（小我）時刻不忘警告我們「危險！」讓我們相信外頭草木皆兵。如果大我是廣闊而無限的圓滿，那麼小我用它的信念和妄想築起了一道高牆，在其中圈出了一個很小的圓圈，雖然兩個圓本質上是相同的，然而，小我的圓已

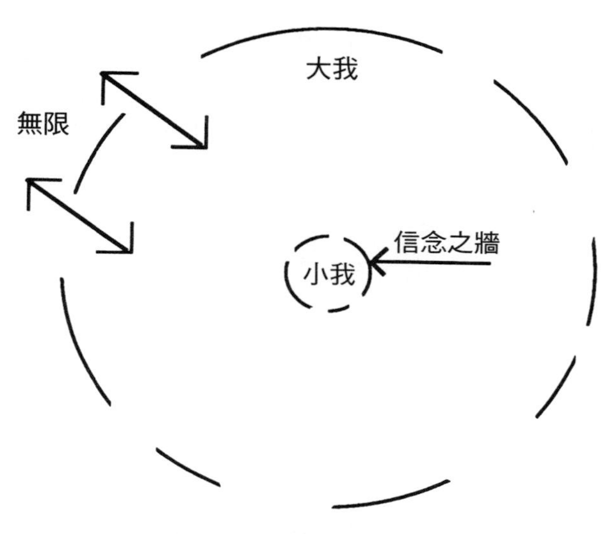

由妄想建構的小我心牆

經用高牆密密實實地圈了起來，讓我們無法意識到自己眞正的生命本質其實是無限，而且是無拘無束的。

我們非但爲這個小圈圈裡的整套信念體系投入畢生的精力，還從它那扭曲的視角看到一個滿是痛苦、懲罰與攻擊的世界。倘若我們願意去挑戰自己舊有的信念，挑戰小我的世界觀，我們就有機會突破那看似再堅實不過的高牆，從而領悟我們原是一個心靈，原是自由且無限的靈性。

無論是面對自己還是別人，小我會引用各種負面而駭人的資料，對我們疲勞轟炸，要我們小心它想出來的危險；此時，我們仍然可以挑戰自己的舊有信念，選擇聆聽大我始終在耳邊輕輕訴說的另一訊息。

大我即是我們的靈性，《課程》以詩般的筆法稱之爲「寧靜而纖細的天音」，它是心靈中瞭解「無條件的愛」的那一部分，而且深知我們本來的樣貌。它絲毫不懂得攻擊、內疚和憤怒爲何物。

「罪」這一字眼很少出現在《課程》中，就算在文中提及，也不去強調它有多麼嚴重，而只是輕描淡寫地視爲「錯誤」，這一點與傳統基督教的定義完全不同。如果我們眞是上主的孩子，盡己所能學習和成長，怎麼可能爲了一點錯誤，就要被「判罪」而承受死亡的懲罰？我想到自己的孩子，在學步時總是跌跌撞撞，但每一步都讓他不斷進步，我會因爲孩子學走路時所犯的錯誤懲罰他嗎？當然不會。那麼，上主會因爲我們的錯誤而懲罰我們嗎？當然也不會。

從此，我重新認眞操練《課程》。每天早上起床後第一件事，就是閱讀十五分鐘的課文，然後作練習和冥想，試著消化當天的課題，化解小我讓我活得苦不堪言的信念。剛開始看不出太大的進展，寬恕更是特別難，但想到寬恕是療癒的關鍵，我願意堅持下去。反正任何宗教信仰的療癒都缺不了寬恕這一環，這重要的寬恕課程，我是逃不掉的。

有些練習眞的很難。例如：

我不是眼前世界的受害者。（W-PI.31）

上主願我活得圓滿幸福。（W-PI.101）

寬恕是幸福的關鍵。（W-PI.121）

自我防衛表示我受到了攻擊。（W-PI.135）

不設防就是我的保障。（W-PI.153）

和我的心境一對照，全都是反話！還有比這更不合常理、更顚覆的說法嗎？我仍然無法在生活中全面應用這些觀念，最多只能在與學生有衝突時拿出來試試。面對怒氣沖沖的學生，我不再以牙還牙，而是給她表達憤怒的空間，並試著從她的觀點去思考，克制想爲自己辯護的衝動。結果，她竟然主動向我道歉，承認她可能想錯了。整個過程中，我並沒有試著去說服她，卻得到了這樣的結果，這讓我不禁開始思考，爲自己辯護似乎反而加劇了對方的攻擊。那麼，同樣的原理，也可以用在更重要的事件嗎？

寬恕就像戒煙，每戒一次，下次就更容易上手。我試著從寬恕前夫開始，有幾次，我做到了，但過了幾星期，不知不覺，發現自己又「需要戒煙」了。

我終於明白，寬恕並不是一勞永逸之事，而是像冰山融解那樣，需要一個「過程」。冰山露出水面的部分代表需要寬恕的事件，也就是引發我內心怨尤之事，當我寬恕了引發不快的罪魁禍首之後，冰山好似消失了，我的心裡會覺得輕鬆、自由和光明。再幾個星期後，又一個突發事件或念頭勾起了我的心結，引爆某個負面記憶，這時，冰山又浮了出來。寬恕就是這樣的過程，一次又一次地融冰，一次又一次地化解，我們會發現心裡那座大冰山一點一滴地融化，而我們也因之感覺比以前更超脫。

冰山乍看之下堅不可摧，好像永遠克服不了，每當我寬恕一次，冰山原本沉在水面下的一角又會浮出水面來，重見天日，我必須不斷寬恕下去。這不代表我會爲了同一件事氣得沒完沒了，而是冰山一點點地縮小之後，埋在心底更深處的憤恨才有機會浮出水面來融解。總有一天，我會發現那個怨恨徹底消失了。以前會惹得我發作的炸彈按鈕還在，但是引爆用的導線已經切斷了，那些記憶不會再引發我的痛苦與憤怒。

持續操練〈練習手冊〉，我發現整個過程就像沿著蜿蜒的公路上山，再三反覆提醒《課程》的核心觀念，但在深度和廣度方面卻已不斷推進。這有點像幼稚園的小朋友學算術，一開始只教數數兒，但是到小學四年級已經可以學習長除法，到了高中之後，就可以學微積分了。看來，《奇蹟課程》的教學，也是類似的循序漸進。

慢慢的，我看待世界的眼光開始鬆動，新的信念取而代之。愛逐漸取代了恐懼，安全感取代了終日惶惶，寬恕取代了自己最愛的抱怨，自由取代了內疚，而康復取代了疾病。

這不只是理智上的洗腦，它根本把我的心靈從裡到外徹底清洗了一遍。

我愈來愈看得清楚，我是怎麼害自己生病的，但我無需內疚，因爲讓自己生病不過是一種無心之過，並不是一種罪。我也從中看出了自己的力量，我既然能使自己生病，當然也能反轉這股力量，來療癒我的心靈和身體。

每天閱讀課文、冥想，反覆操練、應用新的思維和心態，我漸漸發現了一個嶄新的現象：奇蹟！每天都有奇蹟，它們來得這麼輕鬆自然，毫不費力。

我還養成了聆聽大我而非小我的新習慣，而且發現大我的指示可行多了。發現原本令我心懷芥蒂的人，只不過是急於取悅我，這時，攻擊的傾向便轉爲溝通與交流，原本棘手的事物變得單純而容易上手。我所有的人際關係都獲得了某種療癒，無論我與這些人還有沒有往來，想起他們時已不再憤憤不平。我也愈來愈能覺察自己的念頭；令我吃驚的是，原來絕大多數的念頭都出自恐懼與判斷。我下一步要做的，就是改變和反轉這些念頭，以愛與寬恕取代恐懼和判斷。

雖然控告戴醫生醫療不當的官司進展順利，甚至可說是勝券在握，我卻放棄了訴訟，這令律師百思不解。但對我來說，這是個務實的決定。這起官司至少要打兩年，我不想再把兩年的生命力用來憤怒、扮演受害者了——如此浪費兩年時間，只是爲了不斷追溯當初怎麼差點死在一個失職喪德的醫生手下，實在不值得。

反之，若是想繼續打官司，要說服法庭，我就必須先**相信**自己確實被傷害了，而且差點死掉，還必須清晰地舉證每一個於我有利的細節，好說服庭上相信戴醫生當初幾乎害死我。這麼一來，我很難拋開那些防衛與攻擊的念頭，更別說寬恕了。如今我的心態已經大不相同，不只是想懲罰戴醫生的念頭已經淡了，而且我很清楚，我自己親口說出的故事，到頭來最先被說服的勢必就是我自己的心，對種種的「被傷害」不僅深信不疑，甚至最終會讓我「如願以償」。因此，我感到官司沒必要再打下去，更何況我並沒有眞正被他毀掉。

內心日益深沉的平安告訴我，我正走在對的路上。即使醫生給我的只是無止盡的療程和駭人的病情預測，我卻能靠著自己培養出快樂的能力。

接近兩年的化療結束後，我對未來的看法已全然改觀，我發現沒有什麼事是不可能的，而且我也找到了新的療癒方式，我十分肯定已經療癒了自己。雖然仍需繼續接受藥物治療，但我明白，我在心靈層面投入的心力才是康復的關鍵。我確定自己走上了康復之路的第四個階段：從選擇活下來（拒絕死亡），爲自己的治療及生活方式負責，再到爲心態負責，現在的我，已確定進入癌症康復的階段了。

還有第五個階段嗎？內心有個聲音告訴我「有」，但我並不清楚那會是什麼。是心靈的療癒嗎？但這應該屬於康復的第四個階段，爲自己的心態負責啊。不管那麼多了，我要開始動手寫一本關於療癒與康復的書，好好說出我從癌症活過來的故事。

淨化心靈的方法

憤怒、內疚、恐懼和沮喪，這些情緒全都出自小我的防衛心態，會嚴重干擾甚至破壞我爲康復投入的努力。大多數人都認爲這些情緒難以克服，於是任由它們奴役心靈，在同樣的牢籠中不斷打轉，永無出離之日。

我已明白這些情緒會削弱人體的免疫力，很可能它們就是讓人罹癌的元兇，讓人在欲振乏力之餘，更加沮喪、自責。

在我尚未找到足以讓我保持樂觀幸福的理由之前，我必須設法釋放負面的情緒。依照心理諮商的說法，讓自己在情緒裡打滾一陣子是無礙的，我應當允許自己去體會那種「糟透了」的感覺，直到我打從心底厭倦了，不再被這些情緒不由自主地吸引爲止。我確實這麼做了，不過在我感到受夠了，寧願換個角度去感受時，我仍然需要一些方法才轉得過來。

我知道「假裝一下」有時也能帶來眞正的改變，但是對我來說，光是知道技巧還不夠，我必須瞭解技巧背後的理念與邏輯。女兒適時地提醒了我，在她小時候，我曾教過她面臨困難時，只管去做就對了，到後來自會得心應手。她在生活中的確用上了，也很管用。有時得先放手去試，才可能瞭解並且相信，而這並不需要多大的決心，只要我們有那麼一點點想要改變、想要加深瞭解的願心就夠了。

千里之行，必始於足下。練習這些技巧，讓我們的小小願心有個落腳之處，好讓我們毅然上路，邁向眞實的改變與瞭解。

以愛驅逐恐懼

恐懼和愛是你僅有的兩種情緒。

——奇蹟課程 T-12.I.9:5

何種心態會導致疾病，進而阻礙康復？只要靜下心來觀察自己的苦樂感受，**自己**就能回答這一問題。仔細體會內心的感受，我們會發現沮喪、憤怒、焦慮、失望、無助、內疚、怨忿等等百味雜陳的情緒，而且不難找到「應該」爲這些情緒負責的代罪羔羊。只是，一旦向心外去找，就算全世界的人都該爲這些情緒負責，我們仍無法從自己的情緒中解脫。有些諮商師會建議，把這些情緒發洩出去可以幫助我們走出來。但以我的經驗來看，這種方法雖然有某些效用，但發洩之後，卻常常讓我陷入更深的沮喪。

若能靜下心來體會痛苦背後的複雜情緒，不難看出它到底是愛還是恐懼。若是恐懼，我們可以肯定這些情緒反應必然源自小我孤立的心態。由於我們已經習慣逃避或否認負面情緒的眞正源頭，有時候，我們需要花一些功夫才看清某些情緒的背後就是恐懼。這功夫只要持

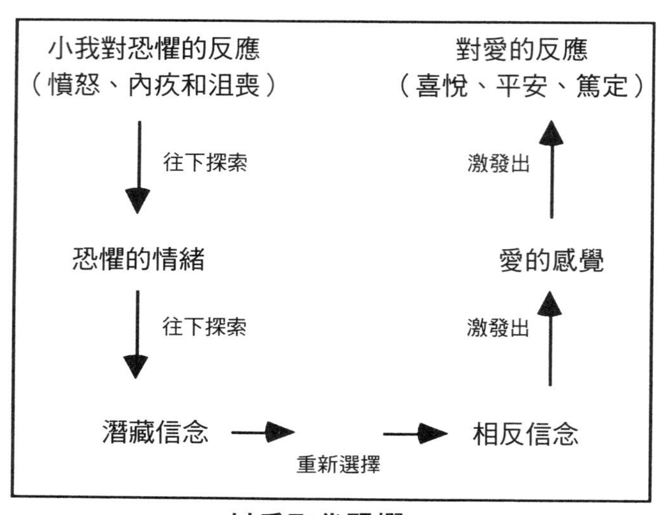

以愛取代恐懼

之以恆，我們就能看清真相：源頭不是愛就是恐懼，而所有的恐懼都在**呼求愛**。

既然恐懼與愛無法並存，那麼，轉化負面情緒的方法就是用愛來取代恐懼：

1. 追溯情緒的根源，看穿情緒的假相，清晰指認出引發這個情緒的恐懼。
2. 說出恐懼下面隱藏的信念。
3. 再說出與那信念**相反**的心態。
4. 有意識地用這相反的心態來取代舊有的信念。
5. 有意識地用恐懼的反面念頭來取代恐懼。

我想，最好用我自己的親身經歷來示範這個練習。

有一次我未能將公司提案如期送達，當時我的頂頭上司在部門主管會議上拿我當壞榜樣，教育其他部門的經理。雖然現在看來這事已微不足道，但我當時可是氣壞了，恨死他也恨透了自己，既憤怒又內疚。我若按照上述方法，追溯憤怒及內疚的情緒根源，過程可能如下：

小我的反應：

憤怒——「他怎能當眾羞辱我？」

內疚——「我爲什麼這麼無能？」

隱藏在小我反應之下的情緒：恐懼（來自小我的訊息）

「我的同事會不會也覺得我無能？」

「我會不會眞的這麼無能？」

「要是同事不再尊敬和喜歡我了，怎麼辦？」

「我會不會因此丟了工作？」

隱藏在恐懼下的信念：

「大難臨頭了！」

「同事認爲我有能力，我才算是有能力的。」

「保住這份工作才表示自己是有價值的，我才能高枕無憂。」

逆轉負面情緒的循環

我能選擇與上述相反的信念：

相反的信念：

「沒有任何危機能威脅到我。」

「我仍是受造之初的我：明智且有能力。」

「別人如何想我，不是我能操控的事。」

「我仍是受造之初的我：我有價值且安全無虞。」

此一信念之下的情緒：愛的感受（來自大我的訊息）

「我的上司開始擔心。他害怕因爲我的失誤而給別人留下一個無能上司的印象，他其實是害怕自己的無能。他害怕失去同事的尊敬和喜愛。他可能也害怕被他的上司當眾羞辱。他擔心自己會失去工作。他覺得自己大難臨頭。他對我的攻擊行爲其實是在呼求愛。」

我對愛的回應：

「我可以心安理得地回應。我不必拂袖而去，我可以親切地以幽默來回應他愛的呼求，安撫他和我自己的恐懼。」

有一個情況，是生活上常見的：在高速公路被另一輛車冒失地切入而不得不緊急煞車時，小我必會報之以恐懼的回應：「XXX！害我差點沒命！」「他以爲自己是誰啊！」

「我上班要遲到了！」這些反應背後的信念是：我們是不安全的，他侵犯了我的行路權等等。這是一個練習的好機會，問問自己，這些信念的反面又是什麼呢？

每當負面念頭浮現時，請反覆演練這些步驟，堅持下去，就能重建我們的信念，從而調整情緒。我們打從出生以來就活在這類的思維模式裡，要想逆轉這一慣性確實需要一些時間，也需要決心和毅力。這過程有點像拆房子，需要一磚一瓦地卸下，才能重新組裝成一個全新的模樣。漸漸地，新的信念習慣成自然，新的思維與應對方式會成爲我們的一部分，就好似呼吸一樣自然。

在這一點上，《奇蹟課程》確實幫了我不少忙，它爲我點出了想要改變的信念。其實，內心深處那個眞實的我很清楚，那些觀念對我來說並不是什麼新的想法，只是在意識層面始終被我的防衛心態給否定了。

當你看清楚某些信念和慣性導致你痛苦和生病，感受不到喜悅與平安，因而眞心想要逆轉舊有的生活模式，這時，不妨找一位有愛心的心理治療師或是較有智慧的朋友，給你一些支持。

無論你選擇什麼方式來支持你，你都必須知道，眞正的答案其實在你自己的心裡。不論接觸到什麼觀念、信念，包括這本書，你應該用自己的直覺、大我、心靈深處的眞實智慧來評估它們。這些觀念眞的用得上嗎？當你想起這些念頭時，太陽神經叢有何感覺？如果你的感受就像雲霄飛車啓動的一刹那，不自覺地緊繃而不舒服，那是恐懼；若你感到平安，表示是眞實的愛。切莫忽視了自己的感受。

在這條轉變的路上，請記得以下的原則：大我只知道平安、喜悅和愛，而小我只懂得恐懼，並且還不斷地用恐懼來掩蓋平安的眞相。

寬恕

寬恕立於幻相與眞相之間。

——奇蹟課程 W-PI.134.10:4

寬恕是療癒之源，有釋放的能力，給人自由，還能逆轉我們自認被冤枉、受到傷害和遭受背叛等等根深柢固的想法。寬恕的基本前提是，眞實的我們並沒有受到傷害，因此也沒有什麼好寬恕的。寬恕化解我們心中的內疚，釋放憤怒，鼓舞消沉的意志，不只轉化我們的心，還能轉化我們眼中的世界。練習寬恕的過程就像推著大石頭上山，我們氣喘吁吁爬到山頂，疲憊不堪，就在此時，手上的重擔卻突然化爲烏有，因爲石頭已經順勢自動滾下去了。

不管對方犯下的罪行多麼窮兇極惡，配不配得到你的寬恕，這些都不是重點。眞正的關鍵是，你「配」去寬恕他，只要你肯把自己從定罪的枷鎖鬆開來，你就「配」獲得療癒。

我逐漸瞭解到，寬恕的功課就是我能否康復的關鍵。我必須寬恕自己此生以來念念不忘的不公待遇，寬恕種種無心之過和蓄意傷人之事，我還需寬恕陌生人，甚至寬恕我愛的人，最後，我也必須寬恕自己。儘管這些看起來好似不可能的任務，但我願意一試——我需要的只是發出一個小小的願心。

《課程》提供了好幾課寬恕練習，以及寬恕的具體步驟，這些方法很有幫助。開始時我做得並不好，我心裡仍然有界線，某些人仍被我丟到「不可寬恕」的圈圈裡。但我知道，只有完全的寬恕才能收到完美的寬恕回禮。在這條路上，我還需要繼續努力。

這段時間，前夫布魯斯對我的傷害可說是我心頭最巨大、最化不開的冰山了。即使我一次又一次地練習寬恕，可是心中的怨與恨依舊揮之不去。這樣的情況老是反覆發生：我恨不得他倒楣不幸，隨後又趕緊觀想他快樂健康的樣子，以表示自己願意寬恕他，但沒過多久，只要勾起過往的傷痛，我便故態復萌，怨火重燃。

每當心頭又生起一把無名火，我會再次冥想，把他想成一位豐富了我生命經驗的好友，祝他從此幸福好運。有太多太多次，我不禁覺得自己在白費力氣，只是假裝前進兩步，但沒多久又退後兩步，結果還是停留在原地。

有一次我看電視新聞，布魯斯當時居住的城市發生了一起車禍，一輛敞篷小貨車被一架正在跑道上滑行的飛機撞上了，當時我的腦海立即閃過一個復仇的念頭「但願是那傢伙的貨車」。我一察覺到自己竟然生起這麼瘋狂的惡念，覺得既羞愧又內疚，但碰上了這樣的自己，只好繼續觀想，繼續寬恕。

經過好多年這樣反覆的寬恕，終於有一天，我有了完全不同的感受，我總算甘願放下對他的所有不滿與怨恨，這感覺十分篤定，鍥而不捨的寬恕功課終獲回報。我意識到這一切終於結束了，但最後僅僅剩一件事未了，就是讓他知道。一個安靜的早晨，我在學校查出他的辦公室號碼，毫不猶豫地撥了電話。

我沒有打任何腹稿，直接說出了我的心裡話：「我知道，這些年來你可能會因為以前的事而內疚，我打這通電話給你，是想讓你知道無需如此。我現在很健康，快樂，一無所缺，你並沒有傷我分毫。我相信你也如此。過去我們對彼此所做的，最壞也只是犯了一些錯誤，但這些錯誤並不眞的那麼要緊，也沒有眞正傷害我們。對我而言，既然沒有後遺症，已經沒有什麼需要寬恕的，我們倆都是無罪的。」

布魯斯驚訝得說不出話來，聽得出來他很感動，最後他哽咽著說：「你不知道我心裡一直背負著多大的包袱。謝謝你這通電話。」我們繼續愉快地聊了幾分鐘，問問各自孩子的近況。這是我們交惡多年來的第一通也是最後一通電話，掛上電話那一刻我高興極了，覺得心裡好光亮好自由，連自己的內疚感也消失無蹤，這是我始料未及的。打過這通電話，接下來這些年裡，我想到這段婚姻時已經了無悔恨，也不再苛責自己和他所犯的錯。眞的，沒有什麼好寬恕的。

定罪和批判之後才需要寬恕。我們若從未批判過人，也未曾定過他人的罪，寬恕就沒有存在的必要。在練習寬恕之際，我最大的功課就是放下判斷；唯有此刻不再批判，未來才無需寬恕。

就像先前練習釋放過去的怨恨一樣，每當批判的衝動一生起，我立即試著寬恕。〈練習手冊〉一百三十四課提供了一個很簡單的練習方法：

當你感到自己想要責怪別人某種罪行時，不要讓自己的心念停留在你認爲他所做的事情上，因爲那只是自我欺騙而已。不妨反問自己一下：「我會爲這種事情而定自己的罪嗎？」

我發現光是反問自己這麼簡單的一句話，就能幫我轉變看待事情的角度。它把我整個人扳過來，換到對方的立場來看問題。我發現，我比較容易寬恕自己的輕率、粗心或對別人的批判和責備，因爲我知道自己的動機，我很容易爲自己的冒犯之舉找到理由——要不是用心良苦，就是過於勞累，不然就是有很深的挫折感，也可能只是一時漫不經心。反正，要放自己一馬，容易多了。

即使表面看來，我的行爲總有合理的藉口，但透過這樣的練習，我很驚訝地發現，我對別人最大的不滿，也最難寬恕別人的地方，通常都是我最無法寬恕自己之處。

當寬恕碰壁時，我還可以捫心自問：「難道我自己就沒有需要寬恕之處嗎？」

（摘自我的日誌）

我試了別人建議的一項「實驗」，列出五項我最難以寬恕的「罪」，愈具體愈好，指名道姓，而且指出每個人的具體過錯。而後，讓身體放鬆，心靈開放，客觀地審查這份清單。我這才看清了，我死命抓著不放的別人的罪，正是我自己深感內疚、最需要為自己辯護的罪過，因此也是我最需要寬恕自己的地方。

怎樣才能寬恕自己呢？我想起了一段話：「上主記得你所做過的每一件善良、仁慈和溫柔的事，除此之外祂一概不知。」上主所看到的，只可能是祂所創造的無罪無咎的我。這段話對我幫助很大，讓我恢復清明的神智。想想，我的孩子學走路時跌跌撞撞，學說話時錯誤百出，我會責罵、批判他嗎？我會因此而定他的罪嗎？

我學習去看「我與上主是同一生命」這一真相。這很難，而且我還不斷看錯。但即使如此，上主依然溫柔慈愛，仍舊視我為祂所鍾愛的孩子。不論我在學習和成長中犯了什麼錯誤，我在祂眼中始終清白無罪。

寬恕不只是我們此生需要學習最重要的一門功課，而且是最難的功課。我們必須努力揭

開過去一層又一層傷痛與憤怒的記憶，在寬恕過去罪魁禍首的同時，我們當下還不斷產生新的傷痛和憤怒；而今日的傷痛與憤怒，又會成爲明日我們還得努力寬恕的功課。我的感覺是，當我們寬恕過去時，看起來好像往前邁進了一步，但當下在轉瞬間就又成了過去，我們總有數不完的過去好寬恕，簡直沒完沒了。在寬恕的路上，我們眞的在前進嗎？「經驗→判斷→定罪→憤怒→寬恕」，怎樣才能打破這個無盡的迴圈呢？

我開始注意到，對我來說，寬恕好像有不同的量級。（請見下頁圖示及說明）

如果我能在事件轉爲「事實」之前就寬恕，過程會輕鬆、容易和快速得多。只要我不再日復一日地搞出需要寬恕的新花樣，未來自然變得平安多了。

訣竅在於「當下即捨」，在事件發生的當下，還沒進入大腦的長期記憶庫之前就立刻放掉它。每天發生的事，我們只會記住其中的一小部分，只是這「一小部分」大多是痛苦負面的記憶。這些事情在我們心裡被當作珍貴的原料，經過反覆的加工、分析、重演、回想、述說，最後成了對我們而言固若磐石的「事實」，也就是我們這一生的長期寬恕任務。

怎麼個當下即捨呢？不妨問問自己，「我會責怪自己做這種事嗎？」或者「我此刻看到的，是在呼求什麼樣的愛呢？」或者「上主會如何看待這個人？」要不然就想一想：「五十

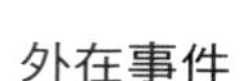

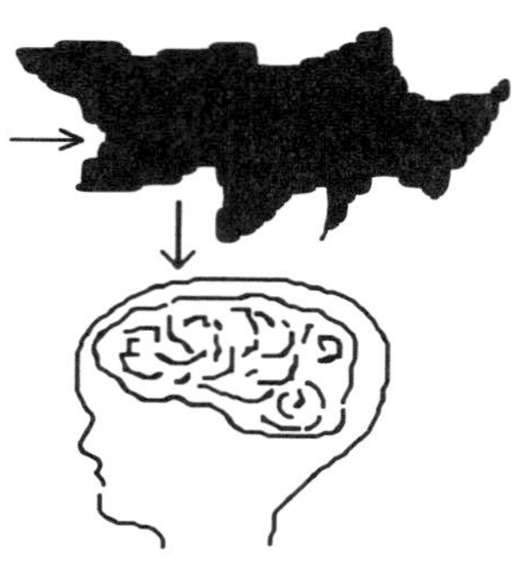

第一級

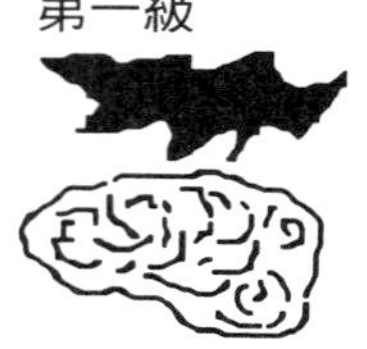

事件一發生，當下即捨，不放在心上。在我的意識中，此事件僅留下輕微的印象。

第二級

我當了真，因此強化了此事的「真實性」，不僅存入記憶，還再三分析推衍，把自己的情緒歸咎於別人，翻來覆去地想我該說什麼做什麼才對。一旦深烙在記憶裡，此事便弄假成真了。

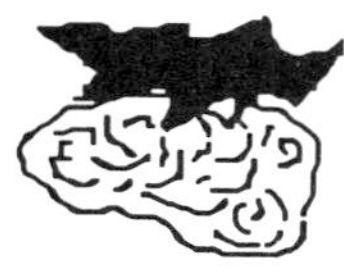

第三級

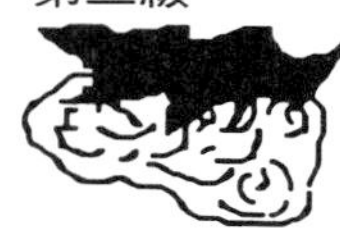

我開始向別人敘述此事，加油添醋，讓別人認同我的受害感，加深這一記憶在我腦海中的烙印。

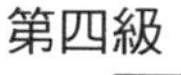

一想起此事，就勾起我的怨恨和傷痛，到了這個層級，此事在我的記憶和意識中已變得刻骨銘心，成了一件需要寬恕的大事。

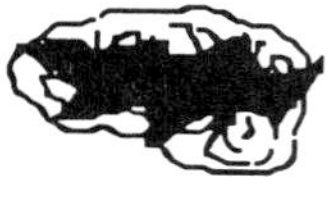

不同量級的寬恕功課

年後，這件事情還會這麼重要嗎？」這是我小時候遇到焦慮不安的情境時，媽媽常會問我的問題。

遇到挑戰時，我能多快放下自己「定罪」的判斷，我的心靈就會淨化得多深，未來也會解脫得多快。如果我讓眼前所見到的「罪」在心中弄假成真，成了我心中又冷又硬的冰山，那我可得寬恕個千百萬億次才能融化得掉。

憤怒

憤怒最大的作用在於幫助我們看出，自己是怎樣把內心的恐懼與內疚投射到別人身上的。小我心態不外乎以辯解、發洩或壓抑來處理憤怒，但我們的確有其他的選擇，也就是認出憤怒這一情緒的本質和所有的情緒一樣虛妄，並且願意讓它過去。這代表我們必須先寬恕，扭轉對別人所抱持的成見。倘若我們深陷憤怒而難以自拔，不妨交托給大我，放手讓「他」教我們以中立客觀的角度來處理眼前的難題。一旦憤怒捲土重來，就再次交給大我處理。反覆練習，我們將會發現憤怒已慢慢消失了。

但請記得，在療癒過程中，我們難免會用些權宜之計來紓解情緒，如果眞這麼做，也千萬不要爲此內疚。如果你需要發洩憤怒，就發洩吧，然後讓它過去，不要再派遣罪惡感去緊盯發洩的後果。發洩不過是緩兵之計，面對「妄與幻」的情緒，我們用另一個「妄與幻」來治標，直到有一天你不再需要用發洩來處理憤怒爲止。

當你決定以發洩的方式來表達憤怒時，不妨留意一下自己在發洩以前、當中以及其後的身心感受。你是否的確感覺好受一點了？紓解的感覺能持續多久呢？發洩完後，記得提醒自己，令你動怒的原因經得起探究嗎？它會不會是你內心某個記憶的殘影，任意投射在某個人或某件事上而已？如果你必須表達憤怒，就發洩吧。但過後，你必須要問問自己，你到底在這件事或這個人上頭投射了什麼。

雖然「癌症與心態的關聯性」這類研究報告的建議通常是：爲了療癒癌症，當我們感覺憤怒、焦慮、沮喪和絕望時，應該正視這些情緒，給它們一個表達的空間，不可強行壓制。但別忘了，面對負面情緒，我們有兩種「不壓制」的方式：發洩或轉化。無論是正面還是負面的情緒，我們都應該試著完整地體驗，然後予以釋放。至於憤怒和沮喪這類負面情緒，用轉化的方式遠比攻擊式的發洩來得好，因爲攻擊會回過頭來加深我們的內疚。

美國有一位「和平使者」，她花了二十八年的時間橫越美國，四處行腳，推廣和平的理念，以下是她處理憤怒的方法：

憤怒會激起巨大的能量。不要壓抑這股能量，否則它會造成你的內傷，也不要向外發洩，這不但傷害自己更會殃及無辜，引發連鎖反應。你只能轉化這股能量，試著將它轉向必須完成的工作上，或從事一些強心健身的活動。〔原註〕

當怒火攻心之際，我們大可「一鼓作氣」清潔屋裡屋外的所有窗戶，或者健走、跑步、修剪草坪、拔除雜草、揉麵作手工麵包，把這股憤怒的能量轉化為具有療癒效果的行動。

消沉

當你哀傷之際，應知其實無需如此。唯有當你感到有人剝奪了你想要卻得不到

〔原註〕《步向內心安寧——和平使者生平自述》（*Peace Pilgrim*, Ocean Tree Books, Santa Fe, New Mexico, 1983.）

之物時，憂鬱才可能乘虛而入。請記住：唯有你自己的決定才剝削得了你，那麼，何不換個決定？

——奇蹟課程 T-4.IV.3:1~3

消沉憂鬱是最難克服的情緒了。以我來說，若已經陷入消沉的流沙，越是想靠自己的力量脫身，反而陷得越深。儘管這是屬於小我的反應機制，但消沉憂鬱其實是人類面對人生的不幸時最自然的反應，追根究柢，憂鬱的感受來自被壓抑的憤怒。憤怒既不能發作，怒火便轉向自己，使自己一蹶不振，而藏在憤怒之下的其實就是恐懼。

我從阿拉斯加回來後消沉了好長一陣子，那段時間費盡力氣壓抑自己對周圍人事物的強烈不滿。說實在的，就算我覺得自己的失敗都是別人造成的，但我心裡最痛恨的其實還是自己。熊熊怒火的背後是恐懼的小小身影，我害怕自己若沒有功成名就，自己就會失落了存在的價值。

前夫遺棄我，把我的憤怒壓得更深，埋藏在那憤恨底下的依舊是恐懼，怕別人會因爲我丈夫出軌、留我一人孤單終老，而認定我此生已經失敗。我還擔心，萬一失去了終身伴侶，我就再也無法幸福，這一生從此破碎不完整了。據說女性最擅長用悲傷或消沉來掩飾憤怒，而男人則會用憤怒來掩飾悲傷，在我來看，這種說法還挺準的。

消沉憂鬱其實是一種自我憎恨與傷害，表示我們眞的認爲自己就是小我，打從心底認爲自己不配。克服消沉的方法是，認出這種情緒來自小我，並提醒自己，我們的心絕非小我可以限制的，而後試著轉向大我，向內心尋找平安而重獲喜樂。小我孤立的心態會否定我們的眞相，我們若向大我求助，必須先否定小我，才可能重新認出眞實的自己，也才有機會明白，眞正的自己仍然安全無虞、完美無缺而且純潔無罪。我們必須寬恕自己，允許自己享有那種全然安全的境地。即使我們因爲失去所愛之人而消沉，也請仔細分辨悲痛與消沉的不同，單純地去感受悲痛，但不要落入自我批判、憤怒或悲傷的陷阱。

要是一九七九當年我就能意識到自己心靈還有大我那一部分，懂得與大我連結，也許就不會沮喪那麼長的時間了，甚至可能不會罹癌。那段日子，我不曾冥想，也從來沒有意識到還有另一種出路，更別說試著去連結什麼我與世人共有的永恆不滅的生命眞相。是的，要是當時這麼做了，我自然會感到幸福平安，而不至於墜入憤怒與消沉的深淵。

只要想法改變，我們在世上的經驗也會隨之而變。我們永遠能選擇喜樂，而且明白「究竟要活得消沉還是快樂，完全操之於自己」。我們可以選擇繼續保留那些畫地自限的想法和信念，也可以開始學習觀照自己的念頭，一有負面念頭浮出，就意識清明地用相反的念頭取而代之。就算這麼做像是個「自欺欺人」的傻蛋，但何不先試試再說？

這一方法需要不斷反覆地練習，我相信每個人都能學會。只要持之以恆，我們心中消沉的大石自會逐漸瓦解。漸漸地，我們會被喜悅吸引，不再著眼於黑暗與抑鬱。

內疚

所有的療癒，不外乎由過去中解脫。

——奇蹟課程 T-13.VIII.1:1

心理醫生簡波斯基寫過一本頗有助益的書《告別內疚：讓寬恕釋放恐懼》，他在加州諦布朗成立了心態療癒中心，協助身患絕症的孩子和他們的家長找回心靈的平安、愛與喜樂，取代疾病帶來的絕望心態。他給內疚下的定義十分簡單明瞭：我們做了某些自知不善的事情後的自我譴責。內疚會引發恐懼，兩者其實是同一回事。眾所周知，人際關係是我們生活中最重要的課題，簡波斯基此書的目的就是教我們如何透過寬恕來治癒人際關係，也就是如何告別恐懼及責備——導致關係破裂的兩大殺手。

簡波斯基認爲，人際關係是可能療癒的：

1. 只要我們願意寬恕並釋放罪咎與恐懼。
2. 只要我們肯把心靈的平安視爲唯一的人生目標。
3. 只要我們願意傾聽內在之音，作爲自己選擇與決定的指標。

內疚這種情緒可說是百害而無一益，非但無法幫我們挽回過去，反會強化過去的遺憾，讓我們越陷越深。內疚與所有的情緒一樣虛幻，同樣是小我的把戲，只會不斷提醒我們罪孽深重，遲早會遭到報應。練習寬恕最重要的目的，就是把我們從內疚和罪惡感中釋放出來。

我們可以選擇甘受小我心態的奴役，淪爲小我的受害者，在這世間飽受憤怒、焦慮、沮喪和內疚之苦；我們也能夠大膽挑戰，質疑小我處處禁錮我們的思想體系。至於選擇哪一個，決定權操之於我們自己。請記住，選擇超越小我狹隘的信念體系，我們便會更知道眞實的自己是什麼模樣。

5 尋找第五部曲

又一個新腫瘤

化療在一九八五年一月結束，比醫生的預估提前了一年多。想到自己非但走了一趟鬼門關，還能凱旋歸來，不知不覺就沾沾自喜了起來。療程進展得相當順利，但醫生仍再三叮囑說，三個月內腫瘤隨時會復發，運氣好些或許可以撐上半年。不管如何，現在已到夏天，算來整整七個月了，我這個重症患者卻依然健在，眞是令人開心。既然過了醫生鐵口直斷的關卡，也許眞能挺過一年呢！這些專家的預測，看來放輕鬆聽聽就好。

我們開始規畫在八或九月成行的休旅車假期，前後爲期三週，我同時開始草擬新書的大綱，並隨手記下靈感。

旅行前，我去找羅醫生報到，做放療後的年度追蹤檢查，手術不僅讓我失去胸形，週邊組織也因放療而硬化。他緩慢而仔細地按壓我的胸部，我感覺很疼，叫了出來，他若有所思地點了點頭。

「你經常檢查乳房嗎？」「偶爾。」其實是很少。

「你摸到了嗎？」我不想去摸他指的地方，「大約一顆腰豆〔編註〕那麼大。」

天啊，它好硬。指頭傳來的眞實觸感，連同熟悉的恐懼，再度虜獲了我，但我很快壓了下來。我們開始討論乳房攝影、安排約見主治鮑醫生的時間，最後訂在九月中旬，還有六個星期。

送我出來時，他冷靜地勸慰我：「別擔心，盡快做乳房攝影，然後去見鮑醫生。」

我有些不滿：「乳房攝影有用嗎？前兩次還不是什麼都看不到，何必大費周章？」

〔編註〕腰豆（kidney bean） 大小形狀與大紅豆（花豆）相似，又稱菜豆、雲豆。

他堅持：「這次可能不同，妳還是去照個片子。這個腫瘤很硬，而且位置是固定的，乳房攝影可以幫我們確認是否需要進一步切片檢查。」

別擔心？說得倒輕鬆！

兩週後，我去見麥醫生，做手術後的例行追蹤檢查。我沒跟他說羅醫生的發現，想聽聽他的看法。他同樣皺著眉問我：「你最近檢查了乳房沒有？」天啊！

他指示我躺下，東摸西戳：「就這兒，你能摸到嗎？」我摸到了。小腰豆，硬梆梆的。

「這會是什麼呢？」我問。「當然是癌。」他答道。

「會不會是別的？」

「也可能只是疤痕組織。」他說。但我看得出來，他根本不相信。

「我得做切片檢查。」他繼續說：「明天到門診部做。」

「不，還不要做切片，先給我一點時間觀察，它要真的只是疤痕，就不會再變大了。」奇怪，我的口氣聽起來怎麼和先前幾位醫生一模一樣——讓我們觀察一段時間看看——而我當時聽了差點沒氣死。

我請求：「讓我用自己的方法再治療一段時間吧。」

麥醫生眉頭又打結了，他不喜歡我自作主張。我想要掌控自己的治療，但他不太高興：

「好吧，等幾週也行，到時再做切片檢查。」

我終於爲自己爭取了一些時間。我答應他，一個月後，要是我的方法無效，就回來做切片檢查。但我心裡眞正的想法是——別開玩笑了，才剛剛跨下「癌症的旋轉木馬」，我不想這麼快又爬回去，絕不！既然醫生們那一套根本無效，爲何還要再試？

現在，是該讓我過去幾年認認眞眞建立的信念體系大顯身手的時候了。醫療失敗了兩次，手術沒能眞的治好我，放療化療也不管用，不過拖延了一些時間，卻讓我付出那麼大的代價，醫學眞的沒能幫上多少忙。

話雖這麼說，但我偏偏還是相信他們的話，遠勝過自己想要建立的信念。沒有錯，科學精神指的是我們只該相信證據確鑿的事實，然而到目前爲止，並沒有證據指出醫學眞能治得好我。好，我該認眞問問自己了：除了醫學之外，我可曾相信過別的什麼嗎？現在，豈不是該放手一搏試試其他方法的時候了？

療癒之旅——第五部曲的準備工作

我們打算去大提頓國家公園度三個星期的假，在準備出門的那段時間，我極其沮喪、恐懼而不知所措，陷入前所未有的低潮。沒遇上這顆小腰豆前，我還以爲自己已經摸清了康復五部曲，至少對前四部已經有十足把握：我已開始爲自己的醫療負責，也徹底改變了原本的生活方式，爲自己的心態負責。每一點都做到了，到底還缺什麼？就是這第五部曲嗎？第五個階段在我的腦子裡還很模糊，沒有具體的樣貌，或許這就是我現在該學的功課？

有一點我倒是非常清楚：**療癒身體前，應該先療癒心靈**。

我已經摸索了一段時間，但還沒能掌握心靈療癒的最後一個階段。我相信，只要我摸清了最後這一步，不只能重返健康，還能永保平安。

大提頓不失爲一個靜下心來學習的好地方，這次度假會是一趟蒙受祝福的休養生息之旅，我可以全心全意投入我的療癒功課。

我給這門不得不修的功課制定了三項學習計畫：閱讀、寫日誌、祈禱與冥想，爲此，我把已經翻得破破爛爛的《奇蹟課程》，連同一箱書、筆電、印表機一起打包，都帶到車上。

雖然我已養成冥想的習慣，但對祈禱依舊覺得陌生，我從來沒搞懂過祈禱，或者說，我根本不曉得該怎麼祈禱，既然神明遠在天邊又不那麼親善，我怎麼可能放寬心和祂交談？

學習祈禱

出發前，一連好幾個晚上失眠，這種時候實在犯不著再把時間花在我已經拿手的事上頭，索性從箱底翻出一本談祈禱的書，好好研究了一番。天曉得，我即使曾經祈禱，多半也只是在心裡沒頭沒腦地喃喃自語，每回都像是躡手躡腳來到神明門前，想趁隙把草草寫下的紙條從門縫下塞進去，生怕驚動了誰似的。

這本祈禱書引用了《舊約．帖撒羅尼迦前書》中「不住的禱告」，不禁讓我回想起在墨西哥市瓜達露珮聖母顯靈堂看過的一幕景象：數以百計的朝聖信徒，一步一拜，匍匐好幾里路，膝蓋都跪出血來了，好像非得這麼可憐兮兮，才足以向神顯示虔誠。

可是，神明怎麼可能要我把膝蓋跪出血來，才能卑躬屈膝地向祂祈求我所需要之物？爲何非得片刻不停地禱告才能痊癒？難道神明非要我苦苦哀求，祂才會勉強應允，給我「恩賜」？我討厭這樣的觀點，越想越氣，我才不想求「這種」神來治癒我！就算我心裡有一部分發出了囁囁嚅嚅的提議：「等一等，說不定乞求真管用呢？」不，就算這樣，我也不准。

第二天早上，我仍陷在無力祈禱也不甘願祈禱的泥坑裡，正爲此沮喪不已，就在陷入低潮之際，一種很不一樣的狀態突然降臨。我第一次聽到了自己內心的聲音，而且是來自大我的聲音。這聲音充滿愛與撫慰，讓我明白，祈禱其實沒有公式，也不是乞求。我在日誌裡記錄了當時的心境：

一九八五年八月十七日

今早一醒來，作了《奇蹟課程》的每日一課練習之後，接著冥想了一會兒，進入狀況後，並沒特別想什麼，卻從心裡聽見了一句短短的話，從這片寧靜中發出（也許是我小時候聽過的某一句聖經裡的話），跟平常腦袋裡鬧哄哄的雜念完全不同，它是如此清晰，堅定有力。

這些字眼，像鐘聲一般敲進我的心：

「在你開口之前，你的祈禱已被答覆了。」

我欣喜若狂，這話一聽就像是真的。對嘛，祂怎會需要我向祂屈膝乞討到跪出血來？這一定是神在對我說話，聽起來就像聖經裡的某一句，我待會兒肯定要把它找出來。

打從好久以前，我一直很納悶「神對你說話」是怎麼回事，不只羨慕能和神對話的人，而且覺得很奇怪，為什麼神只跟他說話，卻不來找我？後來才想到，會不會是祂老早就跟我說了，但我要不心不在焉，要不聽而不聞，不然就是聽到了但不理解。多年來，我試著去聽自己的「內在聲音」，可是聽來聽去好像只聽到自己的念頭，但這一回的經驗全然不同。如果這也是我自己的念頭，「它」顯然來自不同的源頭，與我熟悉的那一套想法截然不同。

我歡天喜地，急著和傑克分享好消息。他在廚房，背靠著水槽，這是他讀書、抽煙時最愛的地方。我宣佈：「神對我發言了！」

「是嗎？」傑克抬起頭，挑著眉問：「祂說了什麼？」

「祂說，在你開口之前，你的祈禱已被答覆了。」

傑克深吸了一口煙，使勁憋著不笑出來，但沒忍住。

我問：「有這麼好笑嗎？神沒跟你說過話嗎？」

「當然說過。」

我追問：「那祂說了什麼？」

傑克又笑了起來：「通常祂說，笨蛋，聽著，神明才不會說這種正經話呢！」

好吧，也許神真的會以我能懂的語言跟我說話，也可能那只是我小時候聽過的一句經文，儲存在潛意識裡，這時恰好浮出來而已。或許，就像《奇蹟課程》說的，上主（也就是神）其實就是真我，而大我的源頭一直埋藏在我的潛意識中。但是我想不通，為什麼神會被埋在潛意識裡？要怎樣做才能把祂提到「顯意識」的層面？

從這篇日誌看來，我不只認爲祈禱在我的靈性學習佔有一席之地，而且也明白祈禱並不止於單方面地請求、需索，也不是提一些自己都聽不懂的問題。動聽與否，從來不是祈禱的重點，說到底，它甚至不需要語言。其實，當我們感到需要祈禱時，就已經收到答覆了。後來，我讀了《頌禱——祈禱、寬恕與療癒》這本小冊子〔原註〕，感到頗爲受用：

> 每個人其實都在祈禱，而且一刻不曾停過。不論你求什麼，你都已得到了，因

你早已認定自己需要什麼了。

這麼說來，即使不訴諸語言文字，每生起一念，就是一次祈禱，而所有的祈禱都已被答覆了？嗯，我相信。

我在《聖經》的經文彙編裡，搜尋「祈禱」、「開口」、「答覆」等詞，卻遍尋不著任何一句經句和我聽到的訊息字面上相似，但有一句意義相近：

> 他們尚未求告，我就應允；正說話的時候，我就垂聽。
>
> ——以賽亞書 65:24

我這段有關祈禱的日誌最後是這樣寫的：

「**在你開口之前，你的祈禱已被答覆了**」聽起來就像一部我已看過的電影，我已知道它的結局，但此刻還是必須坐在電影院裡看完全場，與劇中人一起歷經磨

〔原註〕《頌禱——祈禱、寬恕與療癒　奇蹟原理的延伸教材》英文版由心靈平安基金會出版。（編註：中譯本已收入《奇蹟課程》新譯本第三冊）

難，才能享受它皆大歡喜的結局。我的腫瘤還在那兒，但我知道這只是電影的開頭，最後的結局我已經明瞭了。

去大提頓的前幾天，我的奇蹟練習進行到第一百三十一課，它溫柔地向我保證：

尋求眞理的人，絕不會徒勞無功。

這一課不啻一顆定心丸，我已經看到了電影的結局。

上路

我們很快就適應了休旅車上的生活，舒適整潔，就像在家裡一般，卻沒有電話、電視和工作的干擾。此行，我的目的只有一個，找到第五階段，並設法治癒新的腫瘤。

我全心投注於第五階段的本質，從旅行期間的日誌就看得出我正在作哪一階段的療癒功課。前四個階段，自我負責、收回身體和生活的主控權，我覺得自己已能掌握自如，可是仍然被眼前這顆可惡的小腰豆給亂了套，莫非第五階段與掌控、自我負責一點關係也沒有？

兩年來，我的小小願心不斷增長，越來越願意接受療癒的另一種可能——或許療癒根本和有形可見的生理現象無關，也無涉於科學。這趟爲期三週的旅行，我想拋開所有懷疑，不再抵制那些對小我造成巨大威脅的新觀點。

雖然我不斷地質疑《課程》，然而，在這一來一往的試探與學習之中，還是多少有所領悟。我常設計一些小小的實驗，來測試《課程》裡顚覆常理的觀念是否爲眞，結果反而一再證實了它的眞實不虛。我想，如果我在心底還有所保留，而不是全盤接受，勢必無法活出它完整的精神，因此，在接下來整整三個星期，我願竭盡全力去接受它顚撲不破的眞理，反正我已經無路可退了。

對我而言，全盤接受，意味著「我」輸了，「我」必須讓位、臣服，放棄掌控和自主權，甚至得拋下「我之所以爲我」的個人特質。說實在的，我不知道自己究竟能接納或臣服到何種程度？這次的旅行，有沒有可能是一個讓我全心探索的契機？

接下來的日誌片段，如實記錄了我在「全然接納」這條路上的抗拒，以及我認爲心裡該做的準備。其實，我已經學習接納與臣服好幾年，這並不是全新的功課，但這三週卻可以說是由量變飛向質變的關鍵期。全然接納，看起來不過是剎那間的領悟，但對我而言，這一剎那卻是內心經年累月不斷掙扎才迎來的結果。

上路之後的第一個早上，我們在胡德山附近紮營，離家還不遠。這天起，每天早上冥想和散步過後，我都會寫日誌。

一九八五年八月二十六日

第一百三十六課：

生病乃是抵制眞相的防衛措施。

眞沒想到，這趟療癒之旅竟以這句話開場。

我沿著胡德國家森林公園美麗的營地散步，就在桑迪河邊的岩石上閒坐時，這句話慢慢從心底透出來，突然間，我悟到了其中的含義。這些練習字句的意義在冥想時並不清晰，反倒是隨後的散步常有靈光一現。今天這一課，使用了「允許」、「願意」、「接受」這些字眼，還附上了一段禱詞：

生病乃是抵制眞相的防衛措施，今天，我願接受自己的眞相，並讓我的心靈徹底痊癒。

「讓我的心靈徹底痊癒」，是啊，我老是忘了，不是身體需要治癒，而是心靈。只需讓我的觀念獲得療癒，身體就能康復，恢復正常。真正的我並不是這一具身體，我的眼光若老是盯著自己想出來的身體疾病，只會強化「我是一具身體」的信念。

我的心靈重視什麼，必然奉之若神，它就成了我的神明。當我認同自己是一具身體時，自然不會記得自己的真實身分是靈性；而且早忘了我原本是神的一部分，是神生命的展現；非但忘了身為神明創造的我與生俱來的圓滿、健康及幸福的靈性本質；也忘了我的身體應該為我所用，若非我令它如此，它不可能成為痛苦與疾病的淵藪。只有當我自認身體的用途已結束而選擇死亡時，身體才會死亡。

今天，讓我的心靈徹底痊癒。

這一課練習提到：已療癒的心靈，自然會保護身體。如果我仍任由攻擊之念停留在心靈裡（例如相信真正的自己會被傷害，需要自我防衛）；或者任由批評論斷恣意比劃，相信自己比神更知道對與錯；又或者為了抵制不可知的未來而苦心策畫。這些都表示我認為自己只是一具身體，如此，心靈便失去力量而生病了。

若要避免心靈生病，認清有待治癒的對象才是上上策，我應這樣提醒自己：

我已經遺忘了自己的眞相，因我已誤把身體當成了自己。生病乃是抵制眞相的防衛措施。然而，我並不是一具身體。我的心靈不可能發動攻擊。因此，我也不可能生病。

這種心境真的需要苦修嗎？還是我只需接納和臣服，讓它自然發生？是的，我只需要停止那些病態的妄想，讓心境自然浮現，我只需記得自己的真實身分。一出現攻擊、病態之念，或批判的衝動，或是又開始處心積慮策畫未來時，我只需用那上上策來調整心念就對了。

處心積慮策畫未來，我很清楚那是怎麼回事。它就像突然精神失控，反覆推演：沒了我，傑克又成了鰥夫，孩子們怎麼辦？

這簡直是病態。但不是身體生病，而是心靈生病了。它一直不停盤算——我該做哪種手術來應付新的腫瘤？我該和醫生說什麼才能如我所願？秋季開學後，我得請多少天的假？該請誰代課？它甚至開始預測下一個腫瘤的部位會是哪？真是走火入魔、病入膏肓。

今天我要治癒我的心靈，更好說，我願意接受心靈的療癒，放下那些病態的妄想，憶起我的本來面目。既然真正的我不是一具身體，不會有任何一件事情影響得了真正的我，我不需要做任何計畫。

昨晚，我們開玩笑說，當病情愈發惡化時，就像身處戰壕還不接受信仰，這真需要一些勇氣跟尊嚴呢！然而，面臨惡疾步步進逼的威脅，我真的不願像那些年輕士兵一樣，接受生命提早終結的命運。我要搞清楚這究竟是怎麼一回事，我要鼓起心理與靈性的力量，跟惡疾奮戰到底。

《奇蹟課程》教我「接受」，我還心繫戰場，不願離去。

一九八五年八月二十七日 俄勒岡東南部斯廷斯山

第一百三十七課：

當我痊癒時，我不是獨自痊癒的。

這一課提到：「凡是已痊癒的人，自然成了治癒的管道。」這句話什麼意思？是不是我應該把這本書寫完，讓人知道我願幫助生病的人？或是我該去醫院當志工，走進每一間病房探訪病人？當然不是。《課程》說了，我不該去改變別人的信仰，只需溫和地改變看待病人的眼光，對方的心態必會改變。一切的改變，從我自己開始。

這一課不斷出現這些詞句「讓自己的心獲得治癒」、「讓治癒降臨」、「讓我們的心獲得治癒」，我想到我先前努力的「為康復負責，收回生活的自控權」，要怎樣才說得通呢？怎樣才能從負責、掌控走上療癒呢？顯然，最後必得走上臣服這一條路。

八月二十八日

第一百三十八課：

天堂是我必然的選擇。

選擇，又是選擇！我到底寧願看到小我世界的痛苦和苦難，還是寧願看到此時此地的天堂？這一決定和選擇操之在我。我來到一個驚喜派對，到處是鮮花美食氣球和歡樂的人們，只因他們熄滅了燈光，黑暗中的我絲毫感受不到自己正處在一個豐盛富饒之地，而只要我一打開燈，自然會見到眼前這精采的派對。無需任何犧牲或代價，只等著我打開燈，讓光明進來，我就會看到一場盛宴正等著我。我什麼都不缺，就缺了「開燈」之舉。

八月二十九日

第一百三十九課：

我願親自接受救贖。

救贖，我第一次看到《課程》用這個詞時很反感，非常反感。它讓我聯想起教會講道愛用的「罪」、「犧牲」、「十字架」諸如此類的字眼。然而，它在《課程》中的真正含義其實是化解小我，治癒與生命根源分裂的信念。唉，我多麼希望能早日徹底化解頑固的小我啊，這真需要百折不撓的毅力。我發現，越接近覺醒階段，我越是慌亂無措。

八月三十日

第一百四十課：

只有救恩堪稱爲治療。

真巧，我開始這趟休養生息之旅，就正好碰上第一百三十六課，這是練習手冊探討疾病、治療和痊癒系列的第一課。

我終於死心塌地按照《課程》的建議，每小時抽出一分鐘時間，回想當日練習的內容，並祈求指引。我把手錶設定為一小時響一次，時間一到就冥想大約一分鐘。這一步很重要，幫我將觀念滲透入潛意識，讓愈來愈多的洞見和領悟浮現。

今天的練習「只有救恩堪稱為治療」，由於早年宗教的薰陶，過去我對這句話也很反感。其實，「救恩」與「救贖」是一樣的：通過寬恕，從小我分裂與罪咎的信念體系解脫，這種心態上的轉變就是奇蹟。可以說，奇蹟就是心靈的轉變，由小我罪咎和恐懼的視角，轉向大我充滿愛與寬恕的眼光。

所以，我必須先釋放自己對罪咎的信念，特別是認定自己有罪那種根深柢固的信念，才可能獲得恆久的治癒。醫藥之所以療效短暫，是因為我內心深處依然深陷於內疚、責難和判斷之中，決心與生命之源分裂。我暗地裡相信自己有罪，才會用生病來懲罰自己，冀望以此搏取上主的愛。

想要放棄我自己一手打造的幻相確實不易，我願意，也準備好要釋放疾病的幻相，但我若真想如此，我必須全面放下自己的虛妄信念，而不是只丟開某些我想放下的東西。

昨天我與傑克散步時，他說我這輩子從這些幻相嚐到的甜頭可多了。我善於評估計畫、善惡分明、相當認同這具身體和自己的身分地位，這些都「造就」了我在職場上的功名利祿。然而，當我爬到名利的頂峰，準備從此平步青雲時，多年來樂此不疲的權力鬥爭終於把我打垮了，一切突然冰消瓦解。說起來，是我的好勝、自以為是和死不認輸的心態，將自己帶向癌症的。

那麼，為什麼我會復發三次？為什麼上一次癌症沒有徹底康復？為什麼我得再次承受折磨？是因為我還沒放下那些幻相嗎？我是否如同《課程》所再三指出的，是我在抵制真相，是我不肯放下幻相？而我總對自己說：「這些提醒不是針對我而發的，我的心靈已經轉變了。」其實，我根本沒有！

八月三十一日

第一百四十一課：

我的心靈只懷有與上主共同的想法。〔原註〕

這一課複習了第一百二十一課和一百二十二課的觀念：「寬恕是幸福的關鍵」、「寬恕會給我想要的一切」。

寬恕會給我想要的一切？真的假的？是奶油脆奇雪糕？紅色高跟鞋？還是可以治好我的癌症？顯然，我不能這樣由字面上去理解《課程》的意思。它指的應該是我內心真正渴望的「平安、幸福、平靜的心、明確的目標、超越世界之上的尊嚴與美感」。

是啊，我也樂於享受冰淇淋、新鞋，這些都能讓我開心，要是這次癌症還能康復，那就更好了。但由過去的經驗，我明白，癌症的康復不見得一定會帶給我心靈的平靜、安寧與快樂。

一百二十二課的練習，美得有如詩歌：

你想要得到關心，感到安全，以及隨時受到穩妥的保護那種溫馨的感覺嗎？你想要那不受侵擾的寧靜、永遠不受傷害的溫柔、深刻而持久的慰藉，以及不受攪擾的完美安息嗎？

寬恕會給你這一切，甚至更多。當你甦醒時，它就在你眼前閃耀，讓你滿懷喜

〔原註〕第一百四十一課到一百五十課是複習，每一課都以「我的心靈只懷有與上主共同的想法」為主題，依序複習第一百二十一課至一百四十課中的兩課。

悅地迎向這一天。當你入睡時，它輕撫你的額頭，安歇於你的眼瞼，使你不再夢見恐懼與邪惡、敵意與攻擊。當你再度甦醒時，它又爲你帶來一天的幸福及平安。寬恕會給你這一切，甚至更多。

這一點小小的努力竟然可以換來這麼大的回報！只需寬恕，就能被寬恕，而這就是幸福的關鍵。

* * *

我得寬恕每一個辜負我的人，即使只有一點點對不起我亦然，我開始正視這一功課了。有些人我必須一再寬恕，冰山頂部好不容易才融化一丁點，過了幾天又有舊恨浮上心頭。說起這，想到了我的第一任主治醫生——戴醫生，他在我的潛意識裡應該是一座巨型冰山，我的小我認定他存心害死我。

若想療癒，我必須寬恕每一件事、每一個人，而不能暗自設定了一個「罪無可赦」的類別，然後把某些特殊的人事物歸類在此。我在日誌裡記錄了一個夢。

九月一日　愛達荷州哈格曼

現在還早，天亮前，我做了一個夢。

夢裡，我在翻閱一堆舊資料，找出了上次手術前後所有的相關檔案，包括戴醫生的一封信，他在信裡寫道他發現了三個腫瘤（而不是一個），其中一個如核桃大小的瘤就長在腳底——夢境的意象常常一語雙關，腳底板長瘤，是不是在暗喻我的瞭解（under-standing）有問題？在夢裡，證據相當確鑿，戴醫生既沒有把腫瘤採樣送去化驗，也沒有及時通知我。夢中有三個腫瘤，是不是代表就連第三次復發也是他害的？（就像第二次復發也是他的錯）

於是，我在夢裡到處向醫院的主管單位陳情，從護士長到主任再到院長，訴説戴醫生的怠忽職守是如何如何害慘了我，並要他們設法補救。但每當我要開講自己的受害故事時，對方不是有急事就是有預約，我還沒來得及講到我有多慘，他們就跑了。我只好一路追著他們，只求講完我的故事，要不就是再抓一個人來聽我的全部情節。

突然，我醒過來了，立即警覺這是個非常重要的夢。一切突然變得清晰起來。

昨天，我一整天每小時都在複習一百四十一課：

我的心靈只懷有與上主共同的想法。

寬恕是幸福的關鍵。

寬恕會給我想要的一切。

前一陣子，我花了許多功夫做些小小的寬恕——密切檢視自己的念頭，審察哪些是「未與上主共同的想法」，察覺到了，便請這些念頭離開，讓位給「與上主共同的想法」。我終於感受到自己的進步，只要一想到對不起我的人，看見我是怎麼認定人家「對不起」我的，我就立刻寬恕那個人。不斷地檢視念頭，綿綿密密、踏踏實實地做這一寬恕功課，我開始看清一個現象——那些會讓我批判或責備某人的憑據，要不是出自我的投射，就是出於我的想像。

那時起，我開始感到信心滿滿，相信自己一定能找到長期以來渴望的心靈平安，這平安在我與上主生命根源結合之後，必然現前，治癒我與所有人的分裂與孤絕狀態，不會再有任何事或任何人是無法寬恕的。我已完成了所有必要的寬恕功課，只需每日再順手清理冒出來的新念頭就好了，再沒有其他重大的寬恕功課了。

然後，這個夢就來了，在夢裡我既憤怒又沮喪。本想昭告天下我是怎麼被害的，讓公理和正義來懲罰這個差點毀掉我的混帳東西，結果卻沒人理會我。

我還以為自己已經寬恕了所有的人事物，很顯然地，我獨漏了戴醫生一人，因為我一直認定第一次復發就是他害的，對他的寬恕功課根本排除在外。沒有錯，我一方面想要寬恕所有人，卻又不認為自己需要寬恕戴醫生，這個夢是來提醒我的——在我心裡，他罪孽深重，實在無法寬恕，可我又希望自己能好好練習寬恕，於是只好把他的罪行自動排除在所有寬恕練習之外。

我曾經想過，也跟自己說過，因為我始終抱著分裂孤絕的心態不放，復發是我自找的，第一次罹癌也是我造成的，戴醫生與復發無關。我告訴自己，這麼說並不是內疚或自責，而只是單純的自覺。我還告訴自己，要有這層領悟，我才可能作進一步的處理。可是，事實證明，我依然認定戴醫生要負一部分責任。除非我肯寬恕他，否則我不會康復。

看起來，按照《課程》指導的方式練習每日一課，已經在我身上產生了明顯的效果。練習的目的就是幫我們揭開那些壓抑到潛意識裡卻不斷隱隱作怪的念頭，也就是我始終不想面對的問題。這個夢掀開了潛意識裡的矛盾——在我的內心深處，其實我並不想寬恕戴醫生，我要他在我這齣受害者的劇本裡充當加害者的角色，只要把矛頭對著他，我就不用再為自己的疾病負完全的責任了，這樣一來，我也就不必去認真處理自己的心態了。

接下來要處理的是罪咎，罪咎感曾讓我煎熬不已。《課程》說過，內心根深柢固的罪咎感是疾病的始作俑者，但我想不通，我到底還為了什麼事而感到內疚？

肯恩．霍布尼克有一本小書〔原註〕對我頗有幫助。書中探討了罪咎感的源頭，並深入地描寫人們怎麼堅信「罪」確實存在，為此相互責怪。他還談到投射，這是人們最愛的轉移罪咎感的方式，因為罪咎的感覺實在太難忍受，所以人們渴望把它轉移到別人身上，企圖一推了事。其實，若要從罪咎感解脫，比起投射那樣把自責轉移到別人頭上，放下對定罪與判斷的信念體系會是更好的方法，這包括——

放下我們對自己的判斷。

早上，我散步到河邊。我發現，自己雖然已經原諒了每一個傷害過我的人，卻從沒有指名道姓地寬恕戴醫生。我並不願去察覺自己對他依舊懷恨在心才將他排除在寬恕練習之外；我甚至為了恨他，寧願壓抑自己內心渴望寬恕他的需求。即使我很願意接受「罪並不存在，它們只是需要修正的錯誤罷了」的看法，認為這世間沒有什麼好寬恕的，卻把戴醫生的罪過排除在外，認定他犯的是十惡不赦的大罪。

可是，戴醫生到底對我做了什麼？我開始冥想，重作昨天那一課的練習——列出他的每一項「罪狀」，但不去追究細節，只是列出事實。然後問我自己：「若我做了這種事，我會因此責怪自己嗎？」重新檢查一次事實之後，我發現戴醫生並沒有要刻意傷害我，事實上也沒有造成具體的傷害。如果有傷害，那也是我自己造成的。他是清白無辜的。

〔原註〕肯恩・霍布尼克（Kenneth Wapnick, Ph.D.）所著 *Christian Psychology in A Course in Miracles*（書名暫譯《奇蹟課程的基督教心理學》），由心靈平安基金會出版。

即使聽起來頭頭是道，我腦中依然有一個聲音在喊：可是，他蓄意誘使我參加他的研究，故意不告訴我放療的必要性，我才會一再地復發。

另一個聲音從心中浮起：會不會他曾提起，你卻因爲太驚慌而沒聽進去呢？就算他提醒你放療有其必要，像你這麼害怕放射線的人，會因此就選擇放療嗎？

可是，復發確診前，做了好幾月的例行檢查，那時我跟他提過六次，我感覺到乳房好像有新的硬塊……

……會不會是因爲你自己不想聽到復發的壞消息，而沒有認眞地向他陳述自己的病症呢？又或者，他是不是好心地不想讓你更加恐懼，而你當時已完全被恐懼俘虜，一心一意期待他也和你一樣想呢？

但是，就連確認復發之後，他都沒有推薦化療……

……爲什麼你這麼相信只有化療才能救你？

卡琳告訴我，戴醫生原先是一名兒科醫生，因為不忍心目睹那些孩子死於癌症而決心改變專業，專攻腫瘤和癌症。不過，我根本不想聽卡琳的解釋，我不想把戴醫生看成一個好人，我不想知道他其實是一個正直、善良、富有同情心的醫生，為了尋找癌症療法而投入了研究行列。我一點都不想聽，因為我認為正是他的研究計畫害慘了我。

可是，我又知道自己的癌症復發其實與戴醫生無關，是我自己太害怕了，我一直堅信有東西在乳房裡擴散，認定它遲早會復發，大有可能是我內心強烈的恐懼和狂熱的信念加速了腫瘤的生長。

每一個念頭都是一次祈禱，每一次祈禱都被答覆了。

我不願重蹈覆轍，我意識到自己的心靈確實有此能力，只靠那一點信念就能把一顆小粉刺轉變成惡性腫瘤。心靈真有這麼大的力量。正因為如此，我必須只讓心靈發揮正面作用。

我認為，只要我求，我必能找到。只要我真心渴求，它就會出現。《課程》也告訴我，我會如願的。恢復平安，回歸上主生命根源，這是心靈療癒後的一體心境，那麼身體呢？它似乎沒那麼重要。靈性療癒，也就是心靈的痊癒才是首要任務，不論身體是否改變了。

正當我認為自己有點進步，心境提升到另一高度，總算可以安心片刻時，下一個挑戰就到了，這實在讓人感到沮喪。如今，面對這一挑戰，我初次體會到《課程》所說的「強而有力的弟兄」〔編註〕從此與我同行，我感到有股力量支撐著我，使我在正道上不再蹣跚，不再迷失。

我「上道」了！我從前常感到迷惘，不知何去何從，不論眼前出現什麼，只要看起來很有前途，我就跳上去，但心裡其實是一點方向感也沒有的。直到此刻，我才終於感到自己上對車，走對了路。面對來來往往的車輛，我不再三心兩意：「也許上了這趟車，説不定我就能……。」內心的躁動不安終於止歇了。

我明白我必會抵達列車的目的地，而且有股力量在保護和指引我，不必再頻繁地換車了。我能輕鬆地待在這列車裡，不再需要評估、判斷和自作聰明了。

九月四日

第一百四十三課：

我的心靈只懷有與上主共同的想法。

（複習第一百二十五、一百二十六課）

今天我要靜靜地接受上主之言。

我所給的一切，都是給我自己的。

「上主之言」，又是一個讓人反感的詞彙。我得習慣《課程》總是「舊瓶裝新

〔編註〕《奇蹟課程》新譯本第三冊〈教師指南〉M-4.I.A.6:11。

酒」，使用宗教的陳腔濫調，卻賦予全新的意義。一百二十五課的練習，要我選擇三段安靜的時間冥想：

……每次十分鐘；切斷世界的雜音，決定以溫柔的心聆聽上主之言。祂在比你的心離你還近的地方向你說話。祂的聲音比你的手還接近你。祂的聖愛就是你的生命眞相，也是祂的生命眞相；祂與你、你與祂擁有同一生命。

當祂向你發言時，你其實是在聆聽自己的心聲……。今天，靜靜地聆聽你的自性吧！讓祂告訴你，上主從未離開過祂的聖子，你也從未離開過你的自性。

我知道生命的真相不在書本，也不在《奇蹟課程》，而是在我心裡。只要我靜下來聆聽，內在的心聲會告訴我真相。文字無法盡述真相，因此這訊息不會出現在任何書本裡，也通常無法言傳。即使課程為我指示了一條真理之路，然而，真相卻常常在冥想和祈禱中靈光一現，也許是獨自散步，或是突如其來的一刻。剎那之間的領悟往往來自不經意之處，得益於我意想不到之人，乃至於乍看之下平凡無奇的人際互動之中。

我閱讀每一課，接著作練習、冥想、散步。有時候在練習的當下，好似沒有什麼特殊覺受，但在某個時刻，此課的某一深意卻彷如好茶回甘般湧現心頭。我在此地的領悟永遠都是屬於我的，我再也不會走回頭路了，我所尋求之物絕不會辜負我的期待。

大提頓公園的此時此刻，就是天堂。這份安詳與美好會持續嗎？當然會，只要我願意如此。

我們去拜訪了孩子的住處，昨晚就以他們園子裡的蔬菜當晚餐，枝頭上熟透的蔬果，充滿了生命的野性，味道遠非超市的商品可比。日落時分，我們到國家公園裡散步，午夜過後我還在寫東西，傑克則在畫畫。等兩人都睏了，我們只鋪一張床，好把所有的毛毯蓋在身上，這樣就可以整夜開著窗户而不怕受寒。我為傑克熱了最後一杯咖啡，給自己泡了可可，然後抱著一本書在床上安頓下來。傑克幫我按摩，放鬆因打字而緊繃的肌肉，直到很晚很晚，我們才熄燈就寢。

一大早，我們像往常一樣早起，雖然睡得少，卻感到精力充沛。我坐在床上作早上的練習，傑克起身泡咖啡，順手遞給我一杯，而後他出門散步，我開始冥想。

稍後，我們一道在陽光下吃早餐，昨天路上順道買的肉桂捲，佐上我女兒自製的番茄汁，還有新鮮的桃子，這日子快活得好似神仙。

早餐後，我來到湖邊，試圖梳理一些我尚不明白的觀念，同時加深我已理解的部分。我在森林裡發現了一條環繞整個傑克遜湖的步道，這趟徒步之旅還真可觀。

在休旅車中的小窩寫作，四周青松環繞，爐上燉著今晚的蔬菜湯，聽著昨天在傑克遜鎮上買來的交響樂錄音帶，整整兩小時的慢板悠揚，令人陶醉，這不是天堂，還會是什麼？

我們去鎮上大肆採買，品嘗當地美食，還給傑克的父母買了生日禮物，半價買了一頂牛仔帽給傑克，帥氣極了。我們在餐館裡相當自制，只為奶油紅莓破例一次，那是甜奶油拌上加了糖的酸奶油，定型後盛放入冰淇淋專用的漂亮玻璃杯裡，上頭鋪滿了紅莓，真是又美味又暢心。

我真正害怕的就是放棄這些——放棄物質世界帶來的歡愉。

九月五日　洛磯山脈分水嶺

第一百四十四課：

我的心靈只懷有與上主共同的想法。

（複習第一百二十七、一百二十八課）

除了上主的愛以外，沒有其他的愛存在。

眼前的世界沒有我眞正想要的東西。

我和傑克聊起了「人間法則」，因為一百二十七課的練習講到：世間任何法則均不足以幫你了解愛的眞諦……。今天的練習，就是要把你的心由你以爲不能不遵守的一切法則中解放出來……。

一整天，我都在想著「法則」的問題。

我的登山健行法則：一次至少要走滿六哩路，否則只能算散步，稱不上是登山健行。你得帶上一個背包、一只水壺，腰帶上還要掛著一只不銹鋼杯，帶一點果汁與糧食。全程至少有一半是上坡，有一半是下坡，不能走沒兩步就想休息，每小時大約可以停下來五到十分鐘。

傑克說了他開車時遵循的法則：如果你錯過了某個停車位，那就再找下一個，不要倒回去。我記得的另一個法則是：要是車裡的某人想上廁所，但你不想上，那就別停。車裡有人餓了但你沒餓，也別停。不過要是有人想吐了，最好停下來！

傑克教我一個無需謹守的旅遊法則（這還算什麼法則），他說：「旅行時不參觀任何的風景名勝，也無妨。」這我就辦不到了，如果我們明明置身風景優美的勝地，卻不去觀光，我會覺得對不起自己。不過我們常常去了景點，卻忘了帶照相機就是。按照旅遊法則，儘管像老忠實噴泉這樣著名的景點，在風景明信片和畫作中處處可見，可你還是應該自己照上一張。

到處都是法則，還比如：人不犯我，我不犯人；人若犯我，我必犯人。

面對這一路的壯美風光，我們時而做些記錄，時而陶醉其中，但更多時候，它只是我們這趟心靈之旅的背景而已。

我們即將離開大提頓，北上黃石公園，比原本的計畫提前了兩天。我們倆同時感到是該離開的時候了。這種假期結束，想要回家的感覺總是同時出現在我倆身上，特徵是一點點的消沉與不安，微微的不爽快，兩人相對無言。到了這種時候，我們看看彼此，就知道該回家了。

昨天這輛休旅車還是我們的「家」，到處都是書、鞋子、靴子，衣服雜物，爐上燉著晚餐，我倆心念一動，休旅車便由家變回了交通工具。現在，每一樣東西都收拾妥當，物歸原處。

傑克把副駕駛座轉向前方，它不再是「家」裡的椅子，而是旅途中負責看路的客座。

昨天整個早上我都在寫東西，傑克在畫畫。午飯過後，我們出門散步，走了大概六哩，沿著湖邊的那條小路走了一段再折回。我感覺到一個過去的堅持鬆動了，以前我總認為，若不能定期登山健行，這種日子實在太委屈自己。三十歲時，每個週末我都會上山。當時，我的靈性生活一片混亂，不信神的那顆心，只有在踏上山徑時才感到離神近了一點。如今，我不需要這些步道來提醒我神的存在了。

其實我們的農莊就在森林邊上，一出家門，不消多遠就能接觸原野，但我卻不怎麼熱中，因為按照我的標準，那只稱得上是散步，只有卡斯卡底、瓦羅厄或內華達這些大山脈，才叫登山健行。

打從開始登山健行之後，我時時都想要追逐那種矗立於山頂的愉悅與驕傲。疾走奔跑於山道上，滿山繚繞著太陽暖過的松葉香氣，全身充滿了活力。登上山頭，坐在世界的頂峰，剝開一只隨身帶上山的橘子作為獎勵，隨後健步奔馳下山，一任山風呼呼地拂過臉頰，那種快樂與自在實在難以言喻。

這才是我的地方，這才是屬於我的時間，我有回家的感覺。回想起來，健行登山已是十五年前的往事。上山，對我來說是一種解放，拋開操控我的外在規則和責任，從傳統的婚姻、宗教以及母親角色中解放開來。從此，我不想再受制於別人的法則，開始制定自己的，登山健行就是其中之一。

在黃石公園的洛磯山脈分水嶺上，我們停下車，徒步健行兩三哩，前往里德爾湖。強風迎面夾帶著幾滴雨點，瘦高的黃松木隨風搖曳，相互摩擦，伴隨我們的腳步咿呀作響。就在步道起點，突然出現醒目的紅色警示牌，提醒我們「有熊出沒，且會傷人；狹道若相逢，上樹或裝死」。沒問題！

我目測了一下松樹的形態和高度，離樹根不到二十呎處開始有一些小樹杈，如果情況需要，我在幾秒之內就能爬上去。每當我們不說話時，我總會出聲警告：「狗熊不要來！」以防萬一。

走著走著，眼前的景色和我心裡的事連成了一氣。疾風中的松樹比我想像的更有彈性，隨風擺盪彎曲，才不會被攔腰折斷。我說：「它們肯定有盤結的深根，要不然樹幹被風壓得這麼低，早被連根拔起了。」說這話時，我心裡想的正是我自己的癌症經歷。

「不，你看。」傑克指著前方的一棵樹，它倒在路旁，既沒有很長的根也沒有盤結的支根。只有一團夾著泥塊的淩亂根部，估計土團應該只有五呎寬，不到一呎深。看來，就算是松樹也有倒下的一天。環顧四周，我發現林子裡橫七豎八地堆著倒下的松樹，露出它們並不強壯的根部。

或許這也是某種隱喻？我們走了很久，心想該到里德爾湖了，然而只找到一口乾枯的大泥塘，我很失望，提議返回，猜想也許正值枯水期，所以才一點水影都沒有。傑克卻堅持繼續前進。於是我們往前，爬過一道斜坡，繞過一重山脊，一個巨大的高山湖泊驀然映入眼簾，靜靜躺在世界頂峰，就在這海拔超過八千呎的洛磯山分水線上。它會不會一邊流入大西洋，另一邊流入太平洋呢？陽光透過雲層灑在湖面上，波光粼粼，岸邊漂浮著睡蓮，麋鹿在對岸停步啜飲。這靜謐的世界頂端，只有我們兩個人。

當我還在嘀咕那個大泥塘時，這美麗的湖一直在這兒。

快到老忠實噴泉了，一長排汽車停在路邊，大家都在看野牛喝水。（對了，進國家公園時有一張警告牌：注意！今年園區內已有十五人被野牛撞傷！野牛進攻的時速可達每小時三十哩，是人類最快速度的三倍）

老忠實噴泉果然定時演出，彷彿座落在圓形古劇場的中央，有幾百人同時觀看。我忍不住遐想，「哇，噴了噴了」這聲驚呼，從古到今不知被人重複了多少次。這美妙的一幕，似乎激發了觀光客的購物欲，噴泉秀結束後，一群人跟我們一起湧入紀念品商店。

店裡琳琅滿目，印第安工藝品、茶壺、杯子、珠串、寶石、野營用品、霜淇淋、爆米花，壁爐正燒著大原木，今天夠冷，這火燒得真是貼心。喔！還有野牛角！大型的裝飾牛角，我想買下一組，裝在休旅車的車頭，還要掛上警示牌：「注意！今年園內已有二十三人被休旅車撞傷，休旅車的速度可達每小時六十哩，是人類最快速度的六倍……。」不過，最後我們沒買牛角，傑克看到商標上的幾個字「旅遊紀念品」，購物欲頓時就熄了。

九月六日

第一百四十五課：

我的心靈只懷有與上主共同的想法。

（複習第一百二十九和一百三十課）

我所渴望的世界，超乎塵世之上。

我不可能同時看見兩個世界。

昨晚我忍不住偷看了下面兩課，想知道它的下文，結果嚇了一大跳。若要得到自己渴望的世界，我必須為那些需要我的幫助、智慧和教導的人獻出一切，它難道要我放棄現在的生活，做傳教士不成？

早上醒來，我在床上翻來覆去，不安地問傑克：「萬一我康復的代價是得在家門口掛牌服務『奇蹟高手，意者請入內諮詢』，那怎麼辦？」傑克答道：「如果你依然認為康復需要付出代價，你可能沒有真正理解昨晚你讀到的那些話。」

我感到他話中有所保留，我追問下去，發覺他也不願我放棄世界，去做傳教士（也許是害怕我放棄世界後連他也一同放棄了？這也是我害怕的）。

其實，答案就在今天複習的這兩課裡：

我所渴望的世界，超乎塵世之上。

我不可能同時看見兩個世界。

冥想時，我祈求聖靈為我澄清「放棄世界」的含義，得到的答覆令人欣慰：

世界像是攝影底片，黑白顚倒，你不必丟掉照片或塗改照片。你只需把原來那底片轉爲眞實相片就行了。你不可能同時看到兩個世界。

這世界的背後就是天堂，只要打開燈光，就會看到世界其實美不勝收。你不可能看到小我世界的同時又看到那超乎小我種種限制與信念的世界，反之亦然。

我祈求更多的答覆，結果：

親愛的孩子，不要害怕，

你健康得很。

過去如此，未來也還會如此。

你不是一具身體。

你是自由的。

蒙大拿州比尤特

比尤特是一個靠銅礦起家的城市，巨大的礦坑口隨處可見。礦井如今已經關閉，比尤特沉寂了，需要一點奇蹟才能恢復往日的繁華。不過，這是一個沒落得令人感到自在的西部老城，沒有絲毫的花俏浮華之感。

要不是傑克扶住我，走在有裂縫的人行道上我兩次差點絆倒，其中一次我還緊盯著路面走路呢！傑克鼓勵我去告市政府公共危險罪，但法庭很可能質問傑克我是不是本來就笨手笨腳，除非傑克說謊，否則我是輸定了。

九月七日　愛達荷州柯德蓮

第一百四十六課：

我的心靈只懷有與上主共同的想法。

（複習第一百三十一和一百三十二課）

尋求眞理的人，絕不會徒勞無功。

我要把世界由我所認定的模樣中釋放出來。

我並沒有被這顆小腰豆打倒，第一百三十一課提到，我們若想在世上尋求有價值的目標——永恆、愛、安全與不朽，必將空手而歸，因為我們企圖「在一個無常之地尋找恆常，在無愛之處尋找愛，在危險之境尋找安全，在死亡的陰森幻夢中尋找不朽的生命」。

繼續第一百三十二課：

我要把世界由我所認定的模樣中釋放出來。

沒有一個世界不是出自你的願望……。只要你從心裡改變自己想要看的，整個世界必會隨之改觀……。你眼前的世界是你營造出來的……。

世界確實不存在。如果它眞的只是出自你的想像，那麼你只需改變當初賦予世界表相的那些念頭，就能夠把世界由你所認定的模樣中釋放出來。只要你眞能放下所有支持疾病的念頭，疾病便會痊癒……。

我依舊是上主所創造的我。

它說的如此鐵口直斷，我既是按照上主的形相而造出來的生命，必然不受侷限、不朽且完美。我明白心靈具有創造疾病的力量，而且知道自己過去一直被心靈強大的念力所控制，它忙著為我製造癌症，我卻束手無策。然而，上主就在我的心靈之中，是我更高層次的心靈。我錯用了心靈的無窮力量，允許小我利用這力量來生病，雖然胸懷大志，卻找錯了方向。

九月八日　愛達荷州柯德蓮

第一百四十七課：

我的心靈只懷有與上主共同的想法。

（複習第一百三十三和一百三十四課）

我不再重視毫無價值之物。

願我看清寬恕的眞相。

重視毫無價值之物？這話什麼意思？

我們駐紮在離湖不遠的休旅車營地裡。昨晚沿著湖畔車道散步了兩個小時，最後到達堤岸的盡頭時，一群「上流人士」正在雅緻的北岸旅館前小聚，他們隨便一艘遊艇，就足以買下我們的整座農莊。聚會看起來很有趣，卻再也吸引不了我。也許過去的我會嫉妒或羨慕他們，但現在不會了，有什麼比得上我們現在擁有的一切？我的生命已了無遺憾，我們懂得重視真正有價值之物了。

今天溫習第一百三十一課，有關「犧牲」的這一段吸引了我的注意：「你終會找回天堂的。除此之外，其他任何的追尋都會逐漸消退。不是因爲有人由你手中強行奪走。而是因爲你自己不想要了，它才離你而去。」

後來又翻到三百四十三課這幾句話：

我無需作任何犧牲，就能獲得上主的慈悲與平安……。上主的慈悲與平安是祂平白的賜予。救恩是沒有代價的。那個禮物必須平白地給出與接納。

九月九日

第一百四十八課：

我的心靈只懷有與上主共同的想法。

（複習第一百三十五和一百三十六課）

自我防衛表示我受到了攻擊。

生病乃是抵制眞相的防衛措施。

抵制真相？這句話到底是什麼意思？

雖然我在理性上理解它，也見證了心靈創造和摧毀健康的能力，甚至偶爾還能體驗到「神聖一刻」，在那一刻完全明瞭這就是我與上主一體的真相，徹底活在自己高層次的心靈內。但即使如此，直到現在，我才第一次意識到我對《課程》的理解是多麼膚淺。

第一百三十六課的說法令我困惑不已，我想追究它的真正含義，卻感到了一絲恐懼，因為它竟然這麼說：

生病是出於你的決定。它不是不請自來、害你欲振乏力且吃盡苦頭的意外事件。它是當眞相乍現於你錯亂的心中而使你的整個世界頓時搖搖欲墜時，你所作的一個選擇，你所想出的一個應對計畫。此刻，你若病倒了，也許眞相會知趣地離開，不再威脅你所營造的那個世界。

你怎麼會認爲疾病能夠防止你看清眞相？因爲它證明了身體不是你的身外之物，那麼，眞理必成了你的身外之物了。你受苦是因爲身體會痛，就在這痛中，你與它結爲一體。你就這樣保全了自己的本來面目；冥冥中你感到自己的生命也許大於這一撮塵土的奇特想法便被消音了。因爲你看到，這撮塵土能使你受苦，扭曲你的肢體，停止你的心跳，將你打入萬劫不復的死亡結局。

我能接受「我的疾病是自己創造的」這一觀點，而且我想我知道自己罹癌的原因。第一次是由於阿拉斯加的那份工作，我和上司的衝突矛盾走進了無解的死胡同，還有我的婚姻困局，那次發病讓我下定決心離開阿拉斯加，最後走上離婚之路。至於第二次，是因為工作的壓力，隨時要繃緊神經來應付，到後來我總算辭掉舊日的高壓工作，換了一份新工作。

究竟我還忽略了什麼？這次再婚，我的伴侶是一位無微不至的天使，我找到了一份可以靈活運用時間的有趣工作，還住在寧靜的農莊裡，日日追求真理實相。過去推動我藉由癌症來遠離現實生活的種種因素都一一消失了，幾乎可以這麼說，我現在沒有什麼是需要逃避的，可是怎麼還是復發了？課文這幾句話尤其震撼到我：

它是當眞相乍現於你錯亂的心中而使你的整個世界頓時搖搖欲墜時，你所作的一個選擇，你所想出的一個應對計畫。此刻，你若病倒了，也許眞相會知趣地離開……。

我在利用疾病來逃避真相？不願承認我與上主一體不分的真相？但是，我明明一直想要與上主契合呀，它怎麼成了我的威脅呢？

我試著緩下來，靜靜地在原野散步、沉思，我逐漸明白，它之所以成為威脅，是因為我感到自己必須犧牲和放棄。雖然「犧牲」也是一個幻覺，但這幻覺力量非常強大。

到底我會犧牲些什麼呢？犧牲批評他人、冷嘲熱諷、說長道短的樂趣？沉溺於自艾自憐的樂趣？攻擊他人、力求自保的刺激？為不可知的未來而綢繆，耽溺於掌控一切的樂趣？這就是了，尤其是掌控，我是如此的信賴自己打造的幻相世界，我相信自己的計畫遠比上主所造的世界更好，更堅固，更風光！

我害怕放下這一切。

這一課還安排了一個冥想練習：「今天，我願接受自己的眞相，並讓我的心靈徹底痊癒。」

簡波斯基在《告別內疚》一書中也談到：「只有心靈獲得治癒，身體才會完全康復。」那麼，療癒心靈究竟是什麼意思？第一百三十六課這麼提到：

當平安及眞理取代了鬥爭及無謂的幻想時，療癒會靈光一閃地劃過你開放的心靈……。如今，身體已經痊癒，因爲疾病之源願意解脫了。……這會解除你以前因賦予身體的種種目的而構成的身體限度。你一旦放開這些限制，身體自有力量爲那些眞實而有用的目的效命。這才是徹底保證身體健康之道，因爲它不再受制於時間、氣候，或疲勞、飲食，或你以前爲它制訂的健康法則。如今，你無需作任何事情來維護它的健康了，因爲身體在這種情況下是不可能生病的。

哈！《奇蹟課程》並沒有要求我每天做十五分鐘的有氧運動，不准吃紅肉，一定要記得服用高單位維他命，或是慢跑到筋疲力竭，不支倒地。它只說「身體不會受制於飲食或你以前為它制訂的健康法則」，這比我想像中的容易多了，沒那麼恐怖嘛。

若我真能與上主生命之源合一，與人間的弟兄一體，那意味著什麼？意味著我將不再滿腹牢騷，不再爭鬥不已，不再為了成功而殫精竭慮。沒有敵人，沒有對手。不再為了自己的問題而怪罪他人。不再憤怒，甚至不再義憤填膺。剩下的只有愛。我能放棄所有這些嗎？此刻，我才瞭解第一百三十六課說的「你的整個世界頓時搖搖欲墜」的真正意思。

這感覺就像我要放棄我之所以為我的這個「我的人格」。雖然放棄的同時，我會贏回真正的大我，它一直想把我從這場夢境中喚醒，那才是真實的我。可是，我的朋友們對此會怎麼想呢？

我的一位密友曾這麼樣對我說：「我比較喜歡你的較低自我。」我的較低自我（也就是小我），最喜歡與朋友們聚餐共享美食，蜚短流長，自鳴得意地評判他人，嘰嘰喳喳分享自己的見解。過去兩年來，我對此類活動意興闌珊，最後終於因忍受不了而完全退出。這對我們的長年交情可是一大考驗，若不改變談話內容，我們只好分道揚鑣。

唉，我的心態又被傑克道中了，他說我所掙得的地位、聲望、高薪和敬重，讓小我更加趾高氣揚，我哪捨得犧牲。

但我得好好想想，小我給了所有我想要的，這是真的嗎？沒有，它只讓我因為壓力而筋疲力盡、消沉失落，尤其是在我還不想放棄掌控之際。它還給了我兩次失敗的婚姻，就算名利雙收，癌症一爆發，還不是轉眼成空。

我覺察到自己骨子裡強烈的抗拒，原來我不想接受自己的真相，也沒想要心靈的痊癒。即使火燒到眉毛，我依舊負隅頑抗。這一役，小我垂死掙扎，妄想絕地反攻，而上主安詳等待，祂知道我定能找到自己真心想要的。

第一百三十一課：

尋求眞理的人，絕不會徒勞無功。

我必會找到我所尋求的。

九月十日星期二　回家

回家的路上，順道探望了住在臣尼市的孩子，我開始想家，想得一發不可收拾。正要離開時，傑克的父母帶來了櫛瓜，等他們回到家又馬上打電話來說，忘了給我們捎上番茄，於是我們又開車到他家拿上了番茄。大家照了張相，我早已歸心似箭。

回家前，還要到芭芭拉那裡，把愛犬從狗旅館領回。見到我們，牠們興奮得蹦上跳下，看來在我們不在的這段日子，牠們被照顧得很好，毛髮發亮，開心得很。喬普林興奮過度，竟跳上我的膝蓋，傑克去櫃檯結賬時，牠又猛撲車門想撞開門，卻被反彈到馬路上，這一摔真是結實，這小子毫不在意，立刻站起身來，繞著我團團轉撒嬌，牠顯然很高興能跟我們回家了。

當我們轉到農莊前的最後一個彎道時，我聽見小溪流水歡悅地拍打著楊樹林邊的石岸。當初，房地產經紀人帶我們來看這座農莊的心情和場景歷歷如在眼前。

在九月的暮色中，我們開上了農莊的車道，放開興奮的狗兒讓牠們盡情跑一跑，我倆靜靜坐在休旅車裡，望著瀰漫在平野上的霧氣。這個以霧為名的小鎮，每年這個時候，早晚時分，十哩前後都是一片雲霧繚繞。

繞著後門廊生長的忍冬藤香氣馥郁，搬東西進屋時，我們還能聽到小溪的潺潺水聲。前兩年我狠狠對付過的黑心草，趁著我不在家，在院子裡撒起野來，當年它們的粉色穗子還沒來得及冒頭，我就把這些路旁的雜草連根拔起，一莖不留，好種上更賞心悅目的草花。這回確實需要清理雜草，看來下一步該是清理庭院。嗯？算了，下一年吧。

家裡寧靜整潔，但有點冷。廚房的橡木大圓桌上堆滿了三週以來的信件和兩大紮購物型錄，桌上還有一瓶酒和一張字條。我們的一個朋友來這兒住了四天，這是她這輩子第一次一個人獨處。她寫道：「這裡很溫暖，一定是你們倆留下的。」

傑克揉起那些廣告傳單，丟到爐子裡生火，他不怎麼高興，因為柴房裡一根柴也沒有了。

我跑到前院門廊去看花長得怎樣了。大紅的吊鐘花正是耀眼，在這濕冷的天氣怡然自得。粉紅的吊鐘花則疲態已現，逐漸凋零。艷紅的牽牛花和鮮黃的金盞菊已長滿整個花床，粉紅和紫色的馬蘭鼠得老高，得彼此偎倚才不致傾倒。

大廳的一角，柴火霹靂啪啦地燒著，屋子裡漸漸暖和起來，我們開始拆信。出門那天訂的四箱支票本也到了，當初填訂單時我還遲疑了很久，是該訂一百五十張？三百張還是六百張支票？上回訂的三百張我用了快兩年，未來吉凶難測，也許只訂一百五十張就夠了。不，我要有決心，就訂六百張吧。

熱了湯，烤了幾片吐司，泡了一壺咖啡，檢查了冰箱，記下明天的採購清單。打開一箱鬱金香球莖，白色、杏黃色、淡紅色、深紅色、亮黃、紫色，還有一色是幾近全黑的新品種，每色八顆。假期只剩五天，這些花球都得在返校之前趕緊種下。生活的步伐正在逐漸加快，系主任的來信列出了開學後頭兩週的行事曆，開會、顧問服務、規畫服務時段，沒剩多少時間準備下學期的新課了。最迫在眉睫的，是週四、週五與醫生的約診，僅僅只有一天的時間了。

我給自己倒了咖啡，拿了一本新雜誌，浴缸正在充水，我打算泡個澡。這期雜誌推出了一個十月份的每日療癒冥想單元，還刊載了一篇念力治療的文章，以及一篇〈如何從自己的存在核心汲取生命和完美的力量〉，剛從山林療癒之旅歸來，這些文章正好為我劃下一個句點。

九月十一日星期三

明天就要與外科醫生見面了，後天則要上腫瘤科報到，我充分地利用寶貴的今天，做了些自己真正想做的事情——磨了麥子，做了三大條全麥麵包，還額外為傑克做了兩條他最喜歡的金黃葡萄乾麵包；又把冰箱從牆角拖出來，趁裡頭還沒裝多少東西，裡裡外外大肆清潔了一番；寫好幾封信準備寄出。下午四點來了一通意料之外的電話，是麥醫生診間的排號護士打來的。

「醫生說你已同意作切片檢查，他計畫在診間採樣，時間是週一下午兩點。」

「但是……」我抗議道：「我們不是約好了明天下午兩點半嗎？」

「噢，是這樣的，」她解釋：「醫生明天要去波士頓。剛才他跟護士說明天不在醫院，不過他說，想盡快給你做切片檢查。」

她用安撫的語調告訴我，這療程很簡單，在門診做，不會出問題的。

這完全打亂了我處心積慮安排的計畫，它可經不起一絲變動，我希望還有挽回的機會：「我想在切片檢查之前再和醫生談談。畢竟，我覺得腫瘤沒長大，還可以再等一段時間，我不想立刻做切片檢查。」

「喔，他當然會先跟你談，你若願意做切片檢查，他當場就可以幫你做。」

我掛下電話，明天安全了，多得了一天的緩刑。為什麼我這麼害怕檢查？是不想知道復發的「事實」？還是不想干擾正在康復中的微細平衡？我想，更可能是因為我不甘願再爬回癌症的旋轉木馬，不想再屈服於醫學信念的高壓下。我不願意讓這個幻相世界殘酷無情的信念再度威脅我的領悟，這可是我好不容易才逐漸建立的信念體系。

雖然提這些事總會讓傑克不好受，但我還是需要和他商量，我們調整了原有的計畫——週五我會依約去見鮑醫生，他不是外科醫生，所以他不會做侵入性的檢查；如果鮑醫生的診斷比較樂觀的話，一個月內我會去見放射科醫生，再度確認病情；萬一腫瘤擴大，需要進一步確診的話，我會願意接受一系列不那麼侵入性的檢查，觀察一個月後再做一次檢驗，決定下一步。無論我作何決定，都要讓我的心先靜下來，進入深層的冥想，請聖靈指引我，告訴我正確的途徑。

我們談的其實更多更深，包括為什麼我們倆這麼排斥看醫生？可能因為我們倆都親眼見過，醫生雖然可以治癒患者，卻也常常把病人整得很慘；還有，藥物治療有時甚至會置人於死地，而非讓人康復。很顯然地，醫學能給我們的協助其實少之又少。在這種狀況下，為什麼醫學界還不乾脆承認，其實人體的療癒力比藥物更值得信賴，更溫和且更持久？

我內心有時會感受到一股強烈的拉扯，寧願屈服，甚至放棄，不再堅持己見，乖乖回去做檢查，看醫生，接受他們那一整套信念，做更多的手術，再試一次化療，讓自己更衰弱，頭髮掉光，損傷我的心臟，接受他們的病情預測，不作他想，安心等死。我又讓他們說對了，好再次證明他們的信念是對的，讓他們高興。

為什麼我會有如此瘋狂的想法？傑克說這純粹是一種情緒反彈，他告訴我一個從雜誌看來的小故事：

我十二歲時，有次和最好的朋友打棒球，把一扇窗户打碎了。我們環顧四周，看是否被人發現。好在除了我弟弟外，沒人看到。我們跑過去給了他一塊糖，讓他別說出去。他不答應。

「那我把棒球給你。」我說。

「不要。」弟弟依然拒絕。

「那麼棒球再加上新手套。怎麼樣？」好友加碼。

「不要！」

「你到底要什麼？」

「我就只想要說出去。」

為何聖靈給了我這麼多療癒與平安的體驗，這類負面的反作用力卻仍不時浮現？重新爬上癌症的旋轉木馬，經歷例行檢查、病情預測及註定的死亡，這些對小我難道是某種扭曲的快感？真是瘋了，我真不敢相信自己可能以此為樂，然而這些想法確實還在。幸好這些負面念頭只會偶爾閃過，很快就被日漸增長的正見所取代。

對了，知道我選擇這種療癒方法的人，都覺得我瘋了，我明知他們的反應是人之常情，可是為什麼還是這麼難過？瑪麗是我在寫作夏令營認識的朋友，她也正在寫一本自己乳癌經歷的書，前幾個星期她打電話來，滔滔不絕將近半個小時，本來話說得好好的，可是我竟笨到這種地步，告訴她我的寫作計畫有變，因為又發現了一個新腫瘤，而且這回我打算用不同的方法去應對，相信我會康復，而且不再接受醫生的那套信念。結果，她的聲調就變了，變得遲疑且疏離：「好吧，希望你是對的。」然後就說不該打擾我太久，隨即掛了電話。

除了傑克和媽媽以外，我不知道還能和誰討論這類話題。幾乎沒人理解我，更別說鼓勵我了。他們通常只會說：「但願你是對的。」過去，這句話是我對別人說的。我曾聽過一位患者，因為堅持採用基督教信仰療法，拒絕醫療而死於癌症，當初我不住地搖頭，覺得相信這類怪力亂神的人真是無知。

我手上拌著紅椒粉準備晚餐，一邊攪，同時告訴傑克，我覺得自己走的方向是正確的。我覺得最重要的還是治癒我的心靈，即使我最後無法治好身體，不免一死。他不同意，不想同意。他說不出話，只是搖了搖頭，我看得出來他在克制難受的情緒。我解釋道，身體健康但心靈罹病，比帶著一顆痊癒的心死去更糟。他沉默不語，才晚上八點，他竟然就靠在我的肩上睡著了，看來他不想面對這個結局。

九月十二日星期四

今天過得糟透了。傑克明顯情緒低落，三天沒刮鬍子，也沒有胃口，不想說話，也不給人好臉色。他吃完午飯，就在椅子上睡了整個下午，逃避我要面對的現實。也許我不該告訴他我心中的懷疑與恐懼，任何與死亡相關的話題，看來我眼前最好連提都別提。

既然我需要他繼續表現得積極與肯定，哪怕是裝出來的也好，為什麼我還要跟他提那些負面念頭呢？那不只會強化那些東西對我的影響，還會引發他的恐懼。今天他提醒我，他已經失去一個摯愛的親人，所以當我提到死亡時，就算我死得心安理得，了無遺憾，帶著一顆痊癒的心離開人世，他也實在無法保持客觀冷靜。我的生命掌握在自己手中，可是他只能眼睜睜地看著我逕自決定卻絲毫無能為力。

明天去腫瘤科找鮑醫生報到，面對這顆「小腰豆」，再也躲不掉了。我用手去摸這顆堅硬的，彈珠般大小的腫塊，它就像手指頭，從底下指向乳頭部位。

早上一醒來，我又下意識地去摸那個硬塊，這回被傑克逮到了。他反對我的舉動，認為我太把它當真了，要我別去想它也別再去摸它。我忍不住吼回去：「要是你得過兩次睪丸癌，又在睪丸上發現了堅硬的新腫塊，你會怎麼做？你真的就能當它們不存在，如常過日，不去想也不去摸嗎？」他沉默了，他確實無法回答，畢竟事情不是發生在他身上。

當癌細胞侵入胸壁的那段日子，我每天都感到它的存在，整晚輾轉反側，整整六個月。就連白天也不由自主地想，根本停不下來。

每次我肯定自己罹癌時，醫生總是反覆保證我沒事「可能只是囊腫」、「你想太多了」、「是肋骨啦」、「可能是良性軟骨肉瘤」、「那是你的幻想」。

諷刺的是，這回我肯定自己沒有罹癌，醫生卻企圖說服我——你錯了。明天去見鮑醫生時，我一定要牢牢記住這件事，若是他宣佈腫塊為惡性，那可能是他錯了。何況，這次我覺得自己根本沒生病。

6 五部曲：臣服、接受療癒

一九八五年九月十三日星期五，這天是女兒凱麗的二十五歲生日。醒來時，我覺得亢奮卻又焦躁不安，上回診斷出癌症復發的那天，是另一個女兒羅蕊的生日。

腫塊沒有絲毫變小的跡象，我的悲情劇本自顧自地演個不停。我試著靜下來冥想，在心裡看到鮑醫生，他站在檢查檯的後方說：「那地方沒事。」我用力留住這一幕影像來安撫自己，卻仍然坐立難安。今天下午就要給醫生看診了，我得設法讓自己定下心來，乾脆起身，穿上牛仔褲，到外頭去好好走它一趟。

我家的後山有好幾條已荒廢的伐木道，在森林中交錯縱橫，是我平常尋幽訪勝的好去處。今天我走得很快，朝著山頂，一路直直衝去。我生氣，對上主生氣，什麼生命根源？我感覺自己又被騙了，這幾個星期以來，我投入那麼多時間學習療癒的心態，卻發現一切如故，我還是沒有康復。到底是哪裡出了問題？還有什麼是我沒做的？我大吼大叫，喊出心中的疑問，激動地質問上主，要祂給我一個交代。

「爲什麼我沒痊癒？是不是因爲我還沒寬恕所有的人，還沒寬恕我自己？」我不能不向祂逼問。

沒有回音。

「是不是因爲我還沒徹底放下判斷、攻擊和防衛的心態？」

還是沒有回音。

「還是因爲我沒有接受祢的旨意？」

心裡那把火越吼越旺，我腳步加快，一口氣奔到山頂，對著天空破口大罵。

我大吼：「是不是因爲我沒接受祢的旨意？」

突然之間，我感覺到前方有「人」，就在我面前，雖然我看不見，卻能夠清晰地意識到「祂」的存在。「祂」和我的步伐一致，就保持在我的前面一點點。這時，我聽到一個平靜的答覆：

「你接受了嗎？」

好，今天我一定要跟祢把話說清楚。

我理直氣壯地答覆：「當然，我早已接受了祢的旨意。」

「你眞的接受了嗎？」祂繼續追問。

「當然。」

「噢。」祂不再說話了。

我邊走邊回味這個回答。爲了接受上主對我的旨意，我十分用心改掉了凡事規畫的習氣。《奇蹟課程》說過「上主願我活得圓滿幸福」，僅憑我自己，顯然不足以獲得幸福圓滿的人生，而如果這是眞的，何不接受上主的旨意？我捲土重來，再次與祂爭辯：

「是的，我絕對已經接受了祢的旨意。」「眞的嗎？」祂又問了。

「可惡！我明明接受了啊！」

「噢。」

祂的反問激起我的憤怒與不滿，我開始留心自己的反應，又氣又恨地走了一哩路，祂依然默默與我同行。

我不死心，繼續申辯：「我已經接受了祢的旨意。」

這次祂說話了：

「如果我的旨意是你必須英年早逝，你接受嗎？」

我大吃一驚：「當然不！祢以爲我一路走來，奮鬥到現在是爲了什麼？我絕對不接受這種旨意！」

毫無回音。

這簡直不可理喻！我爲了治癒，受盡折磨，上主的旨意竟是要我死？爲什麼祂要我死？祂不是願我活得圓滿幸福嗎？我絕不接受死亡是上主的旨意這種觀點。可是，祂怎麼會提出這麼愚蠢的問題？

「祢怎麼能問出這麼愚蠢的問題？」我憤怒了：「祢的旨意若是讓我去死，我當然不會接受。」

又無回音。

是我根本不瞭解死亡嗎？懷著一顆療癒的心靈而死，會不會就是圓滿幸福的結局呢？可是，我若就此接受上主的旨意，祂要我死，我就去死，那麼，我先前的努力又算什麼？舉步維艱走過的療癒階段，不等於白忙了嗎？

等等，也許並不是白忙一場。我的心靈既然已經開始療癒，爲何還把死亡看得如此嚴重？會不會是我一心想要康復而把生死之隔看得太眞？我幾乎沒認眞想過這樣的觀點：死亡是另一趟旅行，拋開這具身體，放下這血肉之軀所附帶的種種限制與誘惑，旅人因此不再受身體的限制而扭曲眞相，不再看不見眞實。所以，我即將死亡的事實，眞的那麼可怕嗎？人遲早一死，早晚眞有分別嗎？

我走了一哩又一哩，內心充滿了掙扎，祂的反問揮之不去：「如果我的旨意是要你英年早逝，你接受嗎？」

我接受嗎？

如果我眞的早已接受上主的旨意，又怎會獨獨排斥這個結局？我想起當初練習寬恕時，我是怎麼把戴醫生排除在外的，只要我對任何一人有所保留，就不算眞正的寬恕。所以，如果我不接受死亡有其可能，怎麼能說我早已接受了上主的旨意？要嘛完全不接受，要嘛就全部接受，此事需要完全的臣服。

然而，全然臣服根本是不可能的事。我可以把所有的東西都獻出來，但要我完全臣服，我做不到。眞有必要嗎？這一步我非走不可嗎？

事態明顯，我非跨出這一步不可。祂的回答溫和中帶著堅定：完全接受或完全不接受，如此而已。

好吧，我接受。我已無路可退。看樣子，我死定了，早死或是晚死又有什麼區別？我投降，我無條件接受上主對我的旨意，即使那意味著我快要死了。

剎那間，我心內那塊沉重巨大的石頭突然失去了重量，輕盈得好似插上了一對翅膀。我無需說出自己內心的決定，「祂」似乎已經知曉，而且默默贊許了我。我激動不已，難以形容，我知道那不是退縮或放棄，而是自由與解脫。原本梗在心裡的不快與焦慮全然消散了，取而代之的是不可言喻的喜悅與平安，我感到好多人愛我，天地萬物無一不是愛我的。

傑克與我開車去診所報到，一路無語。我跟他提起清晨冥想中在心裡看到鮑醫生的畫面；但是對於散步途中的體驗，以及此刻的感受，卻不知從何說起。不過，他看起來也不再像前兩天那般消沉，我熟悉的安然篤定又回來了。

鮑醫生檢查得很快，但相當謹慎而且徹底，一再要我坐起來又躺下去。羅醫生和麥醫生顯然已經跟他提過「腰豆」的事，在我刻意「延誤治療」一個月後，他看來是很想確定「腰豆」真的變大了。最後，他不再埋首在檢查檯，退後一步，那張總是面無表情的臉，現在滿是不解與困惑。

「那裡什麼也沒有。」他說。

那裡其實什麼也沒有！

鮑醫生握了握我的手，假裝沒看見我眼中的淚水，把我送了出來。

我腳步輕盈，走進等候室，努力克制心中快滿出來的欣喜。傑克竟然在椅子上睡著了，我輕輕搖醒他。我的眼睛發亮，問他這種時候怎麼還睡得著？

「當然睡得著，我早就料到這個結果了。」傑克回道。

* * *

療癒的第五階段，也是最後一個階段，就是接納和臣服。不是接受我會早夭的結局，而是臣服於上主的旨意，祂只願我們圓滿幸福。我必須意識到自己一定得全然臣服，到了那一刻，我才能眞正理解第五階段的深意。我拼了命，想要掌控自己的康復過程，其實，我只需要放下自己的掙扎與奮鬥，接受療癒來到我身上就夠了。

凡想要保全生命的，必喪掉生命。凡喪掉生命的，必救活生命。

——路加福音 17:33

「醫生，這是怎麼一回事？」一個月後我去見了羅醫生，他要確定我的胸部沒有腫瘤。

「也許先前只是囊腫罷了。」他想了想才回答。

「囊腫會那麼硬，而且又是固定的嗎？」我引用他自己講過的話，當初他催著我立即治療時說過：堅硬又固定的話，就是癌症腫瘤了。

「也許那只是疤痕組織。」

「疤痕會在一夜之間消失嗎？」

「不，當然不可能。」他急了。

「那麼，這到底怎麼回事？」

「我不知道這是怎麼一回事，我不知道，眞的不知道。」他急於結束這個話題。我也就放過了他。

七年多之後，羅醫生才終於承認我痊癒了。儘管他仍想不透是怎麼一回事，但他跟我和傑克一樣喜悅，爲我的康復而慶賀。鮑醫生和麥醫生也是，他們很高興參與了這一眞實的療癒歷程。

上主願我活得圓滿幸福。如今，我終於領悟出療癒的最後一步了。

> 上主之子只要一認出自己的願望與上主的旨意原是一個，
> 任何奇蹟都可能發生。
>
> ——奇蹟課程 T-26.VII.10:6

7 不死的奇蹟之後

一九九二年九月〔編註〕

「若是舊病復發，你會怎麼辦？」

不少人當面問我這個問題，我猜想即使沒說出口，多半也在為我默默擔心。我確實想過這個問題，起先我很有信心，認為自己必會再走一次先前的療程，漂漂亮亮地再療癒一次，但現在我的信心已由醫療轉移到生命的圓滿本質了。

我的回答是：我不確定。

現在，我對自己越來越沒把握，我不再急於推薦別人任何靈丹妙方，寫這本書既不是推薦某種療法，也不是為患者設計什麼治療藍圖。我只是想講講自己的經歷，為那些跟我一樣面臨類似挑戰的人，帶來一些鼓勵和希望。

但是，萬一我再度生病，要怎麼辦？

在明白自己圓滿生命的源頭之後，我不會再依靠自己來作任何重大決定了。我會祈求指引，希望瞭解「祂」對我的旨意，並提醒自己「祂」只願我圓滿幸福。也許，祂的旨意會是要我求助傳統醫療或另類治療，以有形可見的形式，來表達我眞想痊癒的心願。無論形式為何，祂指引我的方法必然少不了這一帖心藥——先治療我心中「我是一具會生病的身體」那個冥頑不靈的信念。

雖然心病必須心藥醫，但我仍要懇切地指出，藥物治療在我康復過程中的確扮演了重要的角色。我是藥物治療與靈性療法雙管齊下的，無論治療過程拖上多久，我對心靈的療癒從不敢片刻掉以輕心。要是我一開始就放棄醫療，對於我當時那一顆六神無主的破碎心靈來說，除了徒增煩惱與負擔外，可能毫無益處。

〔編註〕一九九二年是本書成書之年，關於作者的現況，請見本書〈編後語〉。

外科手術爲我移除了有形可見的症狀，讓我的心神能夠聚焦，轉向內在的完整與圓滿。對於當時尚未療癒的心靈而言，放療與化療多少算是一顆定心丸，讓我在聽天命之前，還能爲自己盡一些人事，何況我接受的治療都有醫學專家的認可。醫療給了我緩衝的空間，讓我有餘裕探索眞正的療癒源頭。選擇醫療，其實也讓我一心想要痊癒的渴望有個出口，這些世人認可且熟悉的療法，安撫了我的不安，我才有餘力去探索心靈那一塊毫不熟悉的領域。

即使《奇蹟課程》稱這個世界爲「夢境」，但我們既然活在由知見覺受構成的世界大夢中，又如此具體地感覺到自己活成一具堅實的身體，在這樣的夢中，不能不需要具體的治療。理論上，病人是因爲心靈被恐懼打倒才會生病的，可是就連《課程》這麼唯心的體系也認爲，當疾病如此強烈控制了心靈，使心靈無法當下接受救贖之際，最好還是接受身心所需的療法。在心靈尚未準備妥當之前，任何讓人更加不安或害怕的方法，包括要他「指望奇蹟」，都是不當之舉。〔原註〕

至於我，如果舊病復發，我會怎麼做？

我會向內心聖靈寬恕體諒的思想體系求助，讓寬恕治癒我的心靈，化解我自認與上主生命根源、與所有弟兄分裂的信念。我會向內覺察恐懼、罪咎以及任何不寬恕的念頭，這些念頭看似給我防衛的力量，但終究讓我脆弱不堪。我會求助聖靈的寬諒與我一起修正這些錯誤，同時在祂寬恕的指引下，尋求適當的醫療。

最後，我願完全臣服於上主的旨意，因爲我知道，祂只願我幸福。這意味著我可能會死嗎？它眞正的意思是，當時候到了，身體完成了它的使命，我就可以放下它了。但我未必需要靠生病放下身體，而是詢問內心的祂：我眞的已經完成此生的任務了嗎？這與小我「求死的慾望」完全不同，《頌禱》對此有很詩意的描寫：

然而，還有另一種死亡的形式，它的源頭卻大相逕庭。它不是源自某種有害的意念或是對宇宙的無明怒火。它只不過表明身體的功用已盡，可以功成身退了。因此他拋棄了身體，是出於自願的，猶如拋棄一件破舊的外衣。

死亡本應如此，它是出自平心靜氣的決定，在平安喜悅中作出的選擇，因爲這具身體一直體貼地扶持著上主之子走在上主的道上。因此，我們十分感激身體所提供的一切服務。但也由衷欣慰自己不必一直依賴它而存活於這充滿限制的世界，只

〔原註〕《奇蹟課程》T-2.IV.4。

能藕斷絲連地與基督相通，驚鴻一瞥祂美妙的行蹤。如今，我們終於學會如何在光明中舉目，無所障蔽地仰望祂了。

我們雖然稱之爲死亡，其實這是眞正的自由解脫。這種死亡來臨時，不會假痛苦之力硬逼那不甘離去的肉體就範；身體會靜靜地歡迎解脫的來到。唯有眞正獲得了療癒，這種死亡才會來臨，它表示該學的課程已經欣然完成且欣然結束，我們可以安息了。我們終於能夠安心地呼吸更自由的空氣，享受更平和的環境了；我們會在那兒看到自己曾經給出的禮物都完好如初地靜候著我們。如今，基督的聖容已然歷歷在目，祂的慧見在我們內日益穩固，祂的天音及上主的聖言也非我們莫屬。

只有感恩的心才可能領受這條通往更高的祈禱境界的輕鬆途徑，一條人間溫柔的寬恕道路。然而，療癒必須先來祝福這顆心靈，慈愛地原諒它在夢中嫁禍於世界的種種罪過。如此，心靈方能在安息的寧靜中驅除所有的夢境。如此，心靈方能透過寬恕來療癒世界，而且隨時準備好安心地離去；因爲旅程已經結束了，課程也修習完畢了。（S-3.II.1~4）

重生

每當我回想罹癌之前的生活，還有努力康復期間的日子，就像回憶一場遙遠且模糊的噩夢。現在，我感覺自己好得不能再好，我很珍惜，也懂得品嘗目前怡然自得的生活，我的心終於不再源源不絕地流出恐懼與憤怒了。

至今，我仍在學習。腫瘤奇蹟般消失後，又過了一年，我才完成一輪《奇蹟課程》的練習，而且到現在我還繼續研讀。身體依然不時有狀況發生，雖然《課程》再三提醒奇蹟或幻相沒有大小之分，我還是喜歡把這類狀況稱之爲「小」毛病。如果我指頭上長了一個小疣，我會以面對癌症時那股熱忱去處理它，用「奇蹟心態」去療癒那個小肉瘤。如果它沒被治好，我也不會在意。

其實，最偉大的奇蹟莫過於〈練習手冊〉第一百三十七課中描寫的境界：

> 自己一旦大獲痊癒，你就會看見身邊的人，或是心中想到的人，或是你接觸到的人，甚至與你好似漠不相關的人，都與你一同痊癒了。在你接受治癒之際，你未必認得出那些人，也未必體會到你對整個世界的偉大貢獻。然而，你絕不是獨自痊

癒的。成群結隊的人都會領受到你痊癒時所蒙受的天恩。

這本書可說是「那個奇蹟」的延伸，我已經痊癒了，當我接受痊癒時，你也與我一同獲得痊癒。當你痊癒時，所有的人都與你一同獲得了療癒。

我們是同一顆心，而且是源自同一個天心，圓滿、神聖、純潔無罪。

眞正的我們早已痊癒了。

編後語：比健康還健康

兩年多前，第一次讀到朱蒂・艾倫的療癒歷程時，我半信半疑地審查她的知見與療癒體驗，即使奇蹟網站刊出了她的〈奇蹟課程帶給我的療癒〉一文（張紅雲譯），我仍然忍不住起疑，這會不會又是一篇「狂熱份子的證道文」？

幸好，這篇文章在奇蹟網站上刊出之後，讀者紛紛來信探問朱蒂的 *The Five Stages of Getting Well*，殷殷催促奇蹟資訊中心早日出版此書。由於張紅雲埋首翻譯肯恩・霍布尼克的重量級鉅作《時間大幻相》，若水在奇蹟網站的翻譯團隊中，找到了蔣雅竹小姐參與此書的翻譯工作。雅竹的譯筆一如其人，活潑而有生命力，與朱蒂在書中展現的強勁熱情正是絕配。有了好的開始，我心中不禁蠢蠢欲動起來，加上讀者迴音不絕的熱情來函，也好似代表聖靈的提醒，要我放下成見，再次深入作者的療癒經驗，於是，我當仁不讓地接下這本書的責編工作。

不過，即使在協同若水尋找朱蒂芳蹤，洽談翻譯授權之際，我心裡依然有一連串的問題：這本書出版至今已近二十年，朱蒂還在人間嗎？她還活得生氣勃勃嗎？我們出得了這本書嗎？《奇蹟課程》眞能帶來這麼「顯著」的療效嗎？一本問世距今已近二十年的癌症療癒自敘，對今日的癌症患者，乃至於對所有「有身體功課」而需要療癒的人，還具有多少意義和參考價值？

更重要的，讀者能不能透過這本書，跨越健康與否的身體表相，眞正了解《奇蹟課程》「只有心靈才會生病」的療癒觀念呢？

> 無可諱言的，生病一點都不像是一種抉擇。也不會有人眞的相信是自己故意要生病的。祈求的療癒奇蹟，並非針對這一層次。若要獲得療癒，首要之務就是修正自己的一切錯誤。
>
> ——奇蹟課程 M-22.4:1,2,4; M-18.4:1

和朱蒂聯絡上之後，才知道朱蒂活得眞如她自己所說的「比健康還健康」，打從一九九二年出版本書《我要活下去——康復五部曲》之後，至今仍與傑克在俄勒岡州北海岸，美麗的曼撒尼塔（Manzanita）長相廝守，兩人共有五個孩子、十四名孫子，第一個曾孫已於二〇一〇年夏天來這個家庭報到。

隨著雅竹譯完初稿、若水逐字修訂後，朱蒂的書一章章地送到我手中，我一邊讀稿一邊編輯，在交代不清而可能誤導之處，爲讀者加註「這是作者於一九八三年獲得的用藥建議……」，我彷彿身臨其境地與她再走一趟整個的療癒歷程。即使她一開始頗爲身體的療效而沾沾自喜，差點就要活成一副不敢生病的「抗癌楷模」，但她的坦誠與勇氣，讓她的療癒之路更上一層樓，透過一再罹癌的反覆挑戰，一步一步化解了自己最深的「我執」——心態、信念，和頑強的自我形象。至此，她這一輩子的「特殊任務」，已然呼之欲出了。

完成此書的十二年後，亦即二〇〇四年，朱蒂三十年的專業生涯——教育研究、發表專業論文、撰寫教科書、演講、教學，宣告退休而劃下句點，但她充沛的創造力源源不絕，驅使她一頭鑽進需要馬拉松賽事般耐力與體力的小說創作領域，第一本小說《觀水》（*Looking through Water*）在二〇一〇年十二月正式出版，目前她一方面撰寫續集，手上還同時忙著另一本回憶錄。

咦？一個人經歷癌症屢次復發而大難不死，她的餘生豈不是該花更多力氣去「閉關作功課」嗎？但朱蒂既沒有從此青燈古佛，也不曾活得槁木死灰或清心寡慾。她繼續幸福的婚姻與家庭生活，和家人感情也日漸親密。除了投入寫作之外，她還擔任波特蘭市「里德奇蹟中心暨心態療癒中心」的董事，在十五年任期內，她結識並支持了不少專職的療癒工作者。每週一帶著母親喜歡的著作前往療養院探視母親，並朗讀給同院的老人聽。她樂於與讀者分享生活點滴以及操練《奇蹟課程》的心得、照顧母親和弟弟的感受、家人之間的生活情趣，偶爾也分享幾句詩、從書報摘錄的雋永名句、幽默小品，還泛談天下大小事、自我負責……。

朱蒂一路走來，這趟平安與療癒之旅似乎就像她在本書第五章描述的登山健行——即使她一刻不停地嘀咕那個乾涸的大泥塘，然而里德爾湖卻一直都在，始終靜靜地躺在洛磯山分水嶺等著她來。但她不能佇足不前，她必須爬過一道斜坡，繞過一重山脊，才能讓那美麗的高山湖泊驀然映入眼簾。

這一切，豈是她在罹癌之初，為第二次婚姻觸礁、事業失敗痛心消沉時想像得到的？

正見帶給人的正是這一轉變：過去被投射於外的，如今他都由內看清了，而寬恕就在那兒消除了它的蹤影。……但你若願往自己的心念看去，罪咎與寬恕便在那一刻碰頭了，齊身並列於祭壇之上。疾病與它的唯一解藥終於結合於同一個療癒的光明中。……寬恕才算功德圓滿。

——奇蹟課程 C-4.6:1,7,8,10

謝謝朱蒂，爲我們勾勒出《奇蹟課程》的療癒地圖，從身體到心靈，走了這麼一趟幽微曲折的療癒之路，並寫下如此生動鮮明、紋理清晰，而又鞭辟入裡的心路歷程，讓我們明白康復不僅是可能的，而且是上天早已賜下的禮物，只待我們排除心中的迷障，接受這份彌足珍貴的人生大禮。

陳夢怡　二〇一一年耶誕前夕

奇蹟資訊中心出版系列：

《奇蹟課程》
(A Course in Miracles)——新譯本

《奇蹟課程》是二十一世紀的心靈學寶典，更是近年來各種心理工作坊或勵志學派的靈感泉源。中文版已在 1999 年由若水女士譯出，並由作者海倫・舒曼博士所委託的「心靈平安基金會」出版。

新譯本乃是根據「心靈平安基金會」2007年所出版的「全集」，也是原譯者若水女士在「教」「學」本課程十年之後再次出發的精心譯作。全書分為三冊：第一冊：〈正文〉；第二冊：〈學員練習手冊〉；第三冊：〈教師指南〉、〈詞彙解析〉以及〈補編〉的「心理治療」與「頌禱」二文。新譯本網羅了《奇蹟課程》所有的正式文獻，使奇蹟讀者從此再無滄海遺珠之憾。

（全書三冊長達 1385 頁）

《奇蹟課程》
〈學員練習手冊〉新譯本隨身卡

《奇蹟課程》第二冊〈學員練習手冊〉共三百六十五課，一日一課地，在力求具體的操練中，轉變讀者看事情的眼光，解開鬱積的心結。

若水女士由十餘年的奇蹟課程教學譯審經驗出發，全面重譯這部曠世經典。新譯版一本經典原文的精確度，語意更為清晰，文句更加流暢。精煉再三的新譯文，吟誦之，琅琅上口，饒富深意，猶如親聆J兄溫柔明晰的論述，每天化解一個心結，同享奇蹟。

為方便現代人在忙碌生活中操練每日一課，經三修三校的重譯版，首度以隨身卡形式發行，以頂級銅西卡精印，紙版尺寸 8.5 x 12.6 公分，附贈可隨身攜帶約一週次練習分量的保護套，另有壓克力卡片座供選購。

（全套卡片共 250 張）

奇蹟課程導讀與教學系列

《奇蹟課程》雖是一部自修性的課程，只因它的理論架構博大精深，讀者常易斷章取義而錯失精髓，故中文譯者若水編寫了「導讀三書」，並設計三個階段的「奇蹟課程研習」（理論基礎、自我療癒、靜觀冥想），來介紹這自成一家之言的思想體系。建議新入門的讀者，由〈學員練習手冊〉開始，同時閱讀「導讀三書」，然後由「一階理論基礎班」著手，再深入〈正文〉。

導讀三書

(一)《創造奇蹟的課程》**(全書 272 頁)**
(二)《生命的另類對話》**(全書 272 頁)**
(三)《從佛陀到耶穌》**(全書 224 頁)**

若水女士在這三冊中，解說《奇蹟課程》的來龍去脈與理論架構，透過問答的形式，說明崇高的寬恕理念如何落實於生活中；最後透過《奇蹟課程》的理念，闡釋佛陀和耶穌這兩位東西方信仰系統的象徵，在實相裡並無境界之別，而只有人心的「小我分裂」與「大我一體」的天壤之隔。

教學研習 DVD（一、二階）

一階理論基礎班

《奇蹟課程》的博大精深，常讓讀者不得其門而入，有鑒於此，若水以三日研習的形式，系統化且階段式地解說整部課程的思想架構，將寬恕理念落實於現實生活。本套 DVD 為 2005 年在台北舉辦的「第一階理論基礎班」的現場錄影精心剪輯而成，共八講八個小時的教學 DVD，並附上講義及 MP3 光碟，中文字幕並具簡繁兩體。

二階自我療癒班

本套 DVD 取自 2006 年若水在台北舉辦的「自我療癒班」現場錄影精心剪輯而成，若水以《奇蹟課程》為經，以你我個人的生活經歷為緯，佐以電影《魔戒三部曲》的比喻解說，透過天人關係的宏觀視野與潛意識的微觀徹照，切入錯綜複雜的人際關係，徹底清理人類作繭自縛的心障。

奇蹟課程其他有聲教學教材

奇蹟資訊中心歷年發行《奇蹟課程》譯者若水的演講錄音或錄影光碟，將《奇蹟課程》的抽象理念與現實生活銜接起來，幫助讀者了解《奇蹟課程》的精髓所在，是奇蹟學員不可或缺的有聲輔讀教材，由於教材內容每年不盡相同，欲知詳情，請上網查詢。

www.accim.org 奇蹟課程中文網站
www.ksxl.org 寬恕心理網

其他出版品

《寬恕十二招》

《寬恕十二招》的作者保羅．費里尼，有鑒於人們的想法與情緒反應模式，早已定型僵化，成了一種「癮」，不是一朝一夕可以化解得掉的。因此，他將《奇蹟課程》的寬恕理念，分解為十二步驟，一步一步地引導我們超越自卑、自責以及過去的創痛，透過自我寬恕而領受天地的大愛。這是所有準備好負起自我治癒之責的人必讀的靈修教材，也是曠世靈修經典《奇蹟課程》的輔讀書籍。**（全書 110 頁）**

《無條件的愛》

作者保羅．費里尼繼《寬恕十二招》之後，另以老莊的散文筆法，細細描述我們每一個人心中都擁有的「無條件的愛」。他由大我的心境出發，以第一人稱的對話方式，直接與讀者進行心與心的交流，喚醒我們心中沉睡已久的愛，開啟那已被遺忘的智慧。此書充滿了「醒人」 的能量，是陪伴你走過人生挑戰的最好伙伴。**（全書 215 頁）**

《告別娑婆》

宇宙從哪兒來的？目的何在？我究竟是什麼？為什麼會在這裡？我要往哪裡去？我該怎麼活在這個世界裡？當你讀完本書，會有一種「千年暗室，一燈即亮」的領悟。

全書以睿智而風趣的對話談當今世局、原子彈爆炸，一直說到真愛、疾病、電視新聞、性問題與股價指數等等，讓我們對複雜詭異的人生百態，頓時生出「原來如此」的會心一笑。它說的雖全是真理，讀起來卻像讀小說一樣精彩有趣，難怪一問世便成了西方出版界的新寵。**（全書 513 頁）**

《一念之轉》

作者拜倫．凱蒂曾受十餘年的憂鬱症所苦，一天早上，她突然覺悟了痛苦是如何形成又如何結束的。由此經驗中，她發明了四句問話的「轉念作業」(The Work)，引導你由作繭自縛中徹底脫身，是一本足以扭轉你人生的好書。**（全書 448 頁，附贈轉念作業個案 VCD）**

《斷輪迴》　阿頓與白莎回來了！

繼《告別娑婆》走紅之後，葛瑞的生活形態發生重大的轉變，也面臨了更多的挑戰。葛瑞仍是口無遮攔地談八卦、論是非、臧否名流，阿頓和白莎兩位上師在笑談棒喝中，繼續指點葛瑞如何在現實挑戰下發揮真寬恕的化解（undo）功能，徹底瓦解我執，切斷輪迴之根。**（全書 304 頁）**

《人生畢業禮》

本書是保羅與 Raj 在 1991 年的對話記錄。對話日期雖有先後，內涵卻處處玄機，不論由哪一篇起讀，都會將你導入人類意識覺醒的洪流。

Raj 借用保羅的處境，提醒所有在人間孤軍奮鬥的人，唯有放下自己打造的防衛措施，才可能在自己的心靈內找到那位愛的導師。也唯有從這個核心出發，我們才會與所有弟兄相通，悟出我們其實是一個生命。**（全書 288 頁）**

《療癒之鄉》

《療癒之鄉》中文版由美國「獅子心基金會」委託台灣「奇蹟資訊中心」出版。

作者羅賓．葛薩姜把《奇蹟課程》深奧又慈悲的教誨化為一套具體的情緒啟蒙和心靈復健課程，協助犯罪和毒癮的獄友破除心理障礙，學習處理人與人之間的衝突，調整情緒，建立自信，切斷「憤怒→攻擊→憤怒」的惡性循環。《療癒之鄉》陪伴無數受刑人度過獄中歲月。

《療癒之鄉》也是為所有困在自己心牢裡的讀者而寫的。世間幾乎沒有一人不曾經歷童年的創傷、外境的壓迫，以及為了生存而形成種種不健康的自衛模式。獄友的心路歷程給予我們極大的啟發，鼓舞我們步上心靈療癒之路。**（全書 440 頁）**

《我要活下去》

這本書不只是一本鼓舞信心的療癒指南，還是一個女人把自己從鬼門關前拉回來的真實故事。

作者朱蒂・艾倫博士（Judy Edwards Allen, Ph.D.）原本是成功的專業顧問、大學教授、大學教科書作者，四十歲那年獲知罹患乳癌的「噩耗」，反而成為她生命的轉捩點，以清晰、熱情的文筆，記錄了她奮力將原始的求生意念成功地轉化為「康復五部曲」的歷程。讀者會看到她如何軟硬兼施地與醫生打交道，如何背水一戰克服無助感，又如何透過寬恕，喚醒內心沉睡已久的愛與生命力。最後，她終於超越自己對生死的執著，在這一場疾病與療癒的拔河大賽中，獲得了靈性的凱旋。**（全書 280 頁）**

國家圖書館出版品預行編目資料

我要活下去：康復五部曲／朱蒂・艾倫 (Judy Edwards Allen) 著；蔣雅竹、若水譯 -- 初版 -- 臺中市：奇蹟資訊中心，民 101.01
280面；14.9 x 21 公分
譯自：The Five Stages of Getting Well

ISBN 978-957-30522-8-9（平裝）

1. 癌症 2. 心靈療法

417.8 101000169

我要活下去——康復五部曲
The Five Stages of Getting Well

作　　者：朱蒂・艾倫（Judy Edwards Allen）
譯　　者：蔣雅竹　若　水
編　　輯：李安生　陳夢怡
責任編輯：陳夢怡
校　　對：李安生　黃真真　陳夢怡　吳曼慈　蔡佩蓁
封面設計：YenHue Lee
封面插畫：蔡佳芳
美術編輯：浩瀚電腦排版股份有限公司
出　　版：奇蹟資訊中心・奇蹟課程有限公司
桃園市光興里縣府路 76-1 號
聯絡電話：04-2536-4991
劃撥訂購：帳號 19362531　戶名　劉巧玲
網　　址：www.acimtaiwan.info
電子信箱：acimtaiwan@gmail.com
印　　刷：世和印製企業 (02) 2223-3866
經銷代理：聯合發行公司
電話 (02) 2917-8022 # 162
(03) 212-8000 # 335

定　價：新台幣 300 元
中華民國　101 年 1 月初版

ISBN　978-957-30522-8-9